Ulla Weigerstorfer
Wolfgang Stix

IM REICH DER DÜFTE

Ätherische Öle und ihre Wirkung

Ueberreuter

Die Deutsche Bibliothek – CIP-Einheitsaufnahme

Stix, Wolfgang: Im Reich der Düfte: ätherische Öle und ihre
Wirkung / Wolfgang Stix; Ulla Weigerstorfer. –
Wien : Ueberreuter, 1995
ISBN 3-8000-3594-4
NE: Weigerstorfer, Ulla

AU 369/1
Umschlaggestaltung Atelier Rendl unter Verwendung
eines Fotos der Image-Bank
Copyright © 1995 by Verlag Carl Ueberreuter, Wien
Printed in Austria
7 6 5 4 3 2 1

Inhalt

Vorwort

Mit diesem Buch möchten wir Sie gerne in das Reich der Düfte entführen. Schöne Düfte zu genießen ist etwas Wundervolles und Erhebendes. Düfte können aber nicht nur mit ihrem feinen Aroma verwöhnen, sondern auch verschönern und heilen. Dieses Vermögen gehört zu den vielen Geschenken, die die Natur für uns bereithält. Schon 2000 Jahre vor unserer Zeitrechnung haben die Chinesen die heilkräftigen Eigenschaften der ätherischen Öle bestimmter Pflanzen erkannt. Die Öle wirken wie jene Kräuter, aus denen sie gewonnen werden, nur in verstärkter Form. Im Gegensatz zu synthetischen Arzneimitteln, die nur spezifische Symptome bekämpfen, wirken ätherische Öle harmonisierend und helfen dem Organismus, aus einem unausgeglichenen Zustand wieder ins Gleichgewicht zurückzufinden. Eine sehr bedeutende Eigenschaft der Öle ist vor allem die Vielzahl der Anwendungsmöglichkeiten, wie zum Besipiel Massagen, aromatische Bäder, heiße oder kalte Kompressen, Cremen, Lotionen und Duftwässer.

Im Zeitalter der chemischen Revolution im Gesundheitswesen wurde das Wissen um die Wirksamkeit vieler Heilkräuter als altmodisch und nicht mehr zeitgemäß abqualifiziert. Doch immer mehr Menschen empfinden bei der rasend fortschreitenden Entwicklung im Zusammenspiel von Chemie und Technik steigendes Unbehagen. Ätherische Öle als Bestandteil der Natur- und Kräuterheilkunde gewinnen wieder an Bedeutung.

Aber was ist Aromatherapie eigentlich?

Aromatherapie nennt man die Wissenschaft und die Kunst, mit pflanzlichen Essenzen Krankheiten zu behandeln. Diese Therapie heißt auch Ganzheitstherapie, da sie nicht nur den Körper, sondern auch den Geist und die Seele des Patienten anspricht. Obwohl die Chinesen vor Jahrtausenden schon die heilkräftigen Eigenschaften der ätherischen Öle bestimmter Pflanzen erkannt haben, war es ein Franzose, der das Wort »Aromatherapie« erfunden hat.

Ätherische Öle in der Geschichte

Die Spur der ätherischen Öle führt sehr weit zurück. Die Ursprünge gehen auf die ältesten Heilpraktiken der Menschheit zurück, denn die Pflanzen, aus denen wir heute ätherische Öle gewinnen, wurden schon vor Tausenden von Jahren genutzt, lange bevor die Technik des Destillierens von Ölen erfunden wurde. Archäologen haben Spuren zahlreicher Pflanzen mit medizinischem Wert als Grabbeigaben gefunden. Wer hat noch nie von den »Wohlgerüchen Arabiens« gehört? Die zahlreichen Flakons in altägyptischen Gräbern legen Zeugnis davon ab, Balsam, Myrrhe und Weihrauch finden bereits in der Bibel Erwähnung.

Von alters her liebten die Menschen Essenzen und Parfums und waren sich ihrer Wirkung bewußt. Besonders gut kannten sich die *Ägypter* in der Pflanzenkunde aus. Bereits 3000 vor Christus nutzten sie aromatische Pflanzen zu medizinischen und kosmetischen Zwecken sowie zum Einbalsamieren ihrer Verstorbenen. Sie schätzten auch den Geruch von Parfums für den öffentlichen und privaten Gebrauch. Bei wichtigen Staatsakten verbrannte man Weihrauch, der durch seinen Duft geistige Offenheit hervorruft. Tanzende Sklavinnen trugen Parfumkegel auf dem Kopf, die allmählich schmolzen und dabei ihren animierenden Duft verströmten. Aus in Gräbern gefundenen Aufzeichnungen (die älteste stammt ungefähr aus dem Jahr 2800 vor Christus) kennen wir einige der von den Ägyptern benutzten Pflanzen. Sie verwendeten tierische und mineralische Substanzen und stellten aus ihnen Puder, Zäpfchen, Pillen und medizinische Kuchen her, sowie Salben und Pasten für die äußerliche Anwendung. Auch die Asche von verbrannten Pflanzen wurde benutzt. Der Gebrauch von Anis, Zedernholz, Zwiebeln, Knoblauch, Kümmel, Koriander, Weintrauben und Wassermelonen ist überliefert.

Es verwundert jedoch, daß die sehr hoch entwickelte Kultur der Ägypter das Verfahren der Destillation von ätherischen Ölen nicht kannte. Als Grabbeigaben fand man jedoch Tontafeln mit Aufzeichnungen über die Einfuhr von Zedern- und Zypressenöl, was beweist, daß der Ölhandel bereits existierte. Bei diesen Ölen muß es sich jedoch um abgesetzte Öle gehandelt haben, da man keine Hinweise auf destillierte Öle fand. In den Pyramiden entdeckte man weiters

Salben, Kosmetiktiegel und Ölflaschen, an denen noch immer der Duft von Weihrauch und Benzoe wahrnehmbar war.

Aber auch die *Griechen* beschäftigten sich mit der heilenden Kraft von Pflanzen, wobei sie einen Großteil ihres medizinischen Wissens von den Ägyptern übernahmen. Sie fanden heraus, daß Pflanzenessenzen unterschiedliche Wirkung haben können:

• Sie können anregend sein,
• erfrischend,
• entspannend
• oder einschläfernd.

Um die Wirkung und den Duft aus den Blüten und Kräutern zu absorbieren, benutzten die Griechen Olivenöl, das damals im Überfluß vorhanden war. Sie parfümierten die Öle und verwendeten sie zu medizinischen und kosmetischen Zwecken. Die griechischen Soldaten zogen mit einer Salbe, die aus Myrrhe bestand, in die Schlachten, um damit ihre Wunden zu behandeln. *Hippokrates*, der heute noch als Vater der Medizin verehrt wird, führte in seinen Schriften eine Vielzahl von Heilpflanzen an. Aber auch in anderen Regionen wurden Kräuter und Essenzen zur einfachen Behandlung von Verletzungen herangezogen. In *Australien* verwendeten die Aborigines, die Ureinwohner, die Blätter des »Teebaumes«. Sie kannten sehr wohl die erstaunlichen Heilkräfte dieses Baumes, der in den Sumpfgebieten ihrer Heimat wuchs. Um diese Heilkräfte zu nutzen, zerbröselten sie die Blätter des Teebaumes, legten die winzigen Bruchstücke in einer dicken Schicht auf die Wundstelle und deckten sie mit einer warmen Schlammpackung ab. Auf diese Weise behandelten sie Schnitte, Wunden und alle Arten von Hautinfektionen. Jahrhundertelang blieb Teebaumöl ein populäres und allgemein anerkanntes natürliches Antiseptikum. Die Einsatzgebiete des Teebaumöles sind so groß und vielschichtig, daß wir diesem Öl sogar ein eigenes Kapitel dieses Buches widmen.

Galen, der Arzt des berühmten Marc Aurel, schrieb sehr viel über die Theorie der Pflanzenheilkunde und unterteilte die Pflanzen sogar in eigene Kategorien, die auch heute noch unter dem Begriff »galenisch« bekannt sind. Außerdem war er der Erfinder der »kalten Creme«, dem Prototyp aller heute gebräuchlichen Salben. Nach dem Niedergang

Roms flohen die Ärzte mit ihren Büchern und ihrem Wissen nach Konstantinopel. Von dort gelangte das Wissen der Antike durch Übersetzungen und über die medizinische Bibliothek von Alexandria in die arabische Welt. Der bedeutendste arabische Arzt war *Abu Ali Ibn Sina* (980–1037 n. Chr.), besser bekannt als Avicenna. Er hinterließ wertvolle Aufzeichnungen, in denen er über 800 Pflanzen und ihre Wirkung auf den menschlichen Körper beschreibt. Für die Aromatherapie ist Avicenna von besonderer Bedeutung, da man ihm die Entwicklung des Destillationsverfahrens ätherischer Öle zuschreibt. Im 12. Jahrhundert waren die Wohlgerüche Arabiens, also die ätherischen Öle, in ganz Europa berühmt. Die Kreuzritter brachten nicht nur die Parfums mit, sondern auch das Wissen um ihre Herstellung. Da den Europäern die aromatischen harzführenden Bäume des Orients unbekannt waren, griffen sie auf Lavendel, Rosmarin, Thymian und andere im Mittelmeerraum beheimatete Sträucher zurück. Handschriften aus dem Mittelalter enthalten verschiedene Herstellungsverfahren von Duftölen. Mit der Erfindung des Buchdrucks wurden Rezepte in eigenen Pflanzenbüchern veröffentlicht. Hausfrauen stellten Heilmittel, Lavendel- und Kräuterkissen für den Eigenbedarf selbst her, komplizierte Mischungen kaufte man beim Apotheker.

Auf öffentlichen Plätzen trug man Kugeln oder kleine Sträuße aus aromatischen Ölen, um ansteckende Krankheiten abzuwehren, vor allem die Pest. Solche Bräuche wurden oft als Aberglaube abgetan, aber heute weiß man, daß viele der verwendeten Kräuter stark desinfizierend wirken und gegen Bakterien und sogar gegen Viren aktiv sind. Wieder andere wirken abstoßend gegen die krankheitsübertragenden Flöhe, Läuse und Fliegen.

Der Chemiker *Friedrich Hoffmann*, der von 1660 bis 1742 lebte, untersuchte die natürlichen Strukturen ätherischer Öle und die Mineralwässer einiger Heilbäder. Im 18. und 19. Jahrhundert entdeckten Chemiker in Heilpflanzen Stoffe wie Morphium, Chinin, Koffein und Atropin.

Die Heilpflanzen *Indiens* wurden in ganz Asien berühmt und fanden schließlich auch Eingang in die medizinischen Rezepte des Abendlandes. Pfefferminze, Eucalyptus, Lavendel, Nelke, Sandelholz und Geranium gehören zur Standardausstattung der Aromatherapie.

In *China* werden Heilpflanzen als Ergänzung zur Akupunktur seit Jahrtausenden verwendet.

In den zwanziger Jahren unseres Jahrhunderts beschäftigte sich *Maurice Gattefossé*, ein Parfumeur, im familieneigenen Unternehmen mit den medizinischen Faktoren der ätherischen Öle. Er stellte fest, daß viele Essenzen bessere antiseptische Wirkung zeigten als die verwendeten chemischen Substanzen. Bei einer Explosion in seinem Laboratorium erlitt er schwere Verbrennungen an der Hand. Er steckte seine Hand sofort in einen Behälter mit reinem Lavendelöl. Die Wunde heilte rasch, entzündete sich nicht und hinterließ keine Narben. Aufgrund dieses Vorfalls beschäftigte er sich mit der Verwendung ätherischer Öle bei Erkrankungen der Haut. Er verwendete als erster den Begriff »Aromatherapie« und veröffentlichte 1928 ein Buch zu diesem Thema. Der ehemalige französische Militärchirurg *Jean Valnet* behandelte Kriegsverletzungen und schwere Verbrennungen mit ätherischen Ölen.

In unserem Jahrhundert jedoch wurde die Aromatherapie immer mehr durch künstlich hergestellte Medikamente ersetzt. Erst jetzt wird unser verlorengegangenes Wissen über die Verwendung von Heilpflanzen wiederentdeckt. Die Menschen mißtrauen den synthetisch hergestellten Arzneimitteln, vor allem wegen ihrer möglichen schädlichen Nebenwirkungen. Heute lautet der Trend wieder »Zurück zu natürlichen Mitteln«.

Probieren Sie unsere Rezepte aus, und Sie werden sehen: Die Natur ist stark – überzeugen Sie sich selbst.

Einführung in die Welt der ätherischen Öle

Die gebräuchlichste Gewinnungsart von ätherischen Ölen ist die Wasserdampfdestillation. Anteile aus Blättern, Kräutern, Blüten, Früchten, Samen, Hölzern, Rinden, Wurzeln und Harzen werden mittels Wasserdampf aufgequollen, die ätherischen Öle werden dadurch freigesetzt, verbinden sich mit dem Dampf und steigen nach oben. Durch Abkühlen bewegen sich die Dämpfe im Kühler des Destillationsapparates wieder auf den Boden. Da ätherische Öle leichter als Wasser sind, bleiben sie an der Wasseroberfläche und können von dort aus ganz leicht entnommen werden. Das verbleibende Wasser, in dem noch Spuren des ätherischen Öles zurückbleiben, wird als Hydrolat bezeichnet und findet ebenfalls Anwendung in der Kosmetik (zum Beispiel Rosenwasser).

Nun muß aber der Konsument drei Arten von Qualität erkennen und unterscheiden:

1. Reine ätherische Öle von qualitätsbewußten Anbietern:
   Diese Produkte sind ausschließlich natürlich gewonnen, ohne chemische Zugaben und stets in jener Qualität, die eine aromatherapeutische Behandlung erst möglich macht.
   Leicht erkennbare Qualitätsmerkmale sind ein angegebenes Ablaufdatum und ein Originalverschluß, der eine Qualitätsminderung durch vorheriges Öffnen des Fläschchens ausschließt.

2. Billigst-Serien vieler Anbieter:
   Ein gutes Produkt hat seinen Preis. Ähnlich wie beim Wein gibt es jedoch viele Möglichkeiten, zu Billigstpreisen einzukaufen, etwa durch Bezug aus mindergeeigneten Anbaugebieten (Lavendel beispielsweise ist nur optimal aus der Provence, es gibt jedoch auch Ware aus Rußland) oder durch »Strecken« mit anderen billigeren Substanzen. Es ist selbstredend, daß mit solchen Ölen aromatherapeutische Erfolge kaum erzielbar sind.

3. Vollsynthetische Öle, auch naturidentisch bezeichnet:
   Diese »Öle« enthalten keinerlei Eigenleben der Pflanze. Hier wird nur der Duft der Pflanze chemisch nachgebaut.

Viele ätherische Öle sind gegen Einwirkung von Licht und Luft empfindlich. Die Lagerung erfolgt daher in braunen Glasflaschen in möglichst kühlen Räumen.
Vereinzelte Öle gewinnen bei sachgemäßer Lagerung im Duft, beispielsweise das französische Petitgrainöl oder Patchouliöl. Plastikflaschen sind für die Lagerung von ätherischen Ölen ungeeignet.
Ätherische Öle sind hochwirksame Substanzen, die – falsch angewendet oder zu hoch dosiert – zu unerwünschten Nebenwirkungen führen können. Speziell im Fall einer bestehenden Behandlung raten wir Ihnen, mit dem Arzt Ihres Vertrauens über die Verwendung von ätherischen Ölen zu sprechen. Falsch eingesetzte Naturprodukte können zwar weniger Schaden anrichten als falsch verwendete Che-

mie, jedoch sollten Sie die Natur nicht unterschätzen: Auch Naturprodukte, innerlich oder äußerlich angewendet, können in zu hohen
Dosen unter Umständen mehr schaden als nützen. Auch hier gilt wie
bei so vielen Dingen im Leben der »goldene Mittelweg«. Falls Sie zu
Allergien neigen, können diese auch durch Naturprodukte verstärkt
oder erweitert werden. Hier rate ich Ihnen, bei Unsicherheit einen
Facharzt aufzusuchen. Er kann mit gezielten Tests herausfinden, auf
welche Produkte Sie allergisch reagieren, und Tips geben, worauf Sie
verzichten sollten und was Sie ohne Bedenken anwenden können.

Ulla Weigerstorfer
Wolfgang Stix   Wien, im Sommer 1995

Heilkräuter – ätherische Öle

Anis

FAMILIE: Doldenblütler.
VORKOMMEN: Europa.
LATEINISCHER NAME: Pimpinella anisum.
VERWENDETER PFLANZENTEIL: Früchte (Samen).
GEWINNUNG: Wasserdampfdestillation der zerkleinerten Samen, aus 35–50 kg Samen wird 1 l Anisöl (lat. Oleum Anisi) gewonnen.
INHALTSSTOFFE: Anethol, Methylchavicol, Acetaldehyd.
DUFT: süß-würzig, stimmt optimistisch, macht uns diplomatisch, fördert Verständnis und Anpassungsfähigkeit.
WARNHINWEIS: Nur in geringen Dosen und nicht über einen längeren Zeitraum hinweg anwenden, da die Magenschleimhaut auf Dauer gereizt werden kann.

Anwendung äußerlich:
Als Massageöl (5 Tropfen Anisöl mit 10 ml Pflanzenöl vermischen):
• bei Bauchschmerzen und Magenkrämpfen,
• bei nervösen Verdauungsbeschwerden,
• bei Flöhen und Läusen.
Als Inhalation (10 Tropfen Anisöl in 1 l heißes Wasser geben):
• bei chronischer Bronchitis,
• schleimlösend im Atmungsbereich.

Anwendung innerlich:
1 Tropfen auf 1 Teelöffel Honig oder auf einen Würfelzucker, 1mal täglich am besten morgens. Fördert Milchbildung, harntreibend, entblähend, appetitanregend, regt die Nierentätigkeit an.

In der Duftlampe:
Anisöl wirkt beruhigend bei aufgestauten Ängsten und Depressionen und hilft, unbewältigte Gefühle zu verarbeiten.

Baldrian

FAMILIE: Doldenblütler.
VORKOMMEN: Europa.
LATEINISCHER NAME: Valeriana officinalis.
VERWENDETER PFLANZENTEIL: Wurzel.
GEWINNUNG: Wasserdampfdestillation der Wurzel,
Ausbeute 0,2 bis 0,4%.
INHALTSSTOFFE: Pinen, Camphen, Valene, Terpineol, Valeranon,
Valerensäure, Buttersäure.
DUFT: frisches Öl, grün-holzig, balsamisch, haftfest.

Anwendung äußerlich:
Als Massageöl (5 Tropfen Baldrianöl mit 10 ml Pflanzenöl vermischen
und im Uhrzeigersinn sanft die Bauchgegend massieren):
• bei Koliken,
• bei Magen- und Darmkrämpfen.

Als Badezusatz (10 Tropfen auf ein Wannenbad)
• bei Schlaflosigkeit,
• bei Nervosität und Nervenschwäche.

Anwendung innerlich:
2 Tropfen auf 1 Teelöffel Honig oder in ein Glas warme Milch vor
dem Schlafengehen wirkt beruhigend bei Schlaflosigkeit, schwachen
Nerven und Nervosität.

In der Duftlampe:
Baldrianöl betäubt fast ein bißchen und gibt die Möglichkeit zu
Einkehr und Ruhe.

Basilikum

FAMILIE: Lippenblütler.
VORKOMMEN: Europa.
LATEINISCHER NAME: Ocimum basilicum.
VERWENDETER PFLANZENTEIL: ganzes Kraut.
GEWINNUNG: Wasserdampfdestillation der ganzen Pflanze,
Ausbeute 0,04–0,13 Basilikumöl (Oleum Basilici).
INHALTSSTOFFE: Linalool, Methylchavicol, Cineol, Eugenol, Pinen.
DUFT: kräftig, angenehm süß-gewürzhaft, frisch mit einer Estragon-
Note.
WARNHINWEIS: Nicht für Epileptiker und Schwangere geeignet!

Anwendung äußerlich:
Pur mit Watte auftragen (feuchte Watte mit 2 Tropfen beträufeln und
morgens und abends auftragen)
• bei Insektenstichen,
• bei Warzen.

Als Tonikum (5 Tropfen Basilikumöl mit 10 ml Weingeist mischen)
• bei empfindlichem Zahnfleisch (3 Tropfen Tonikum mit ¼ l Wasser
vermischen und den Mund morgens und abends kräftig spülen),
• bei Haarausfall 5–10 Tropfen (je nach Haarlänge und Dichte)
gleichmäßig auf das feuchte Haar verteilen und kräftig einmassieren.

Anwendung innerlich:
2 Tropfen auf einem Teelöffel Honig oder verdünnt mit Wasser oder
Kräutertee einnehmen bei Nervenschwäche, Melancholie, Migräne,
Gicht, Bronchitis, Keuchhusten, Atembeschwerden, Stirn- und Ne-
benhöhlenverstopfung, magenstärkend, beruhigend, krampflösend,
menstruationsfördernd, darmreinigend.

In der Duftlampe:
Wirkt beruhigend bei Streß, Überarbeitung und Depressionen. Das
Basilikumöl fördert die geistige Wendigkeit und Diplomatie.

Bergamotte

FAMILIE: Rautengewächse.
VORKOMMEN: Asien, Südeuropa.
LATEINISCHER NAME: Citrus bergamia (Citrus aurantium).
VERWENDETER PFLANZENTEIL: Schalen.
GEWINNUNG: Pressung der Schalen.
INHALTSSTOFFE: Linalylacetat, Linalool, Nerol, Citral, Limonen, Pinene, Aldehyde, Bergapten, Bergaptol.
DUFT: süß-fruchtig, zitrusartig, frisch, ist Hauptbestandteil des »Eau de Cologne«.

Anwendung äußerlich:
Mit Pflanzenöl gemischt (5 Tropfen auf 10 ml Pflanzenöl)
• bei schlecht heilenden Wunden (fördert die Vernarbung),
• bei Akne und unreiner Haut,
• bei Scheidenpilz.

Mit Wasser gemischt (3 Tropfen auf ein Glas Wasser) zum Gurgeln
• bei Halsentzündung.
Als Umschlag (10 Tropfen auf ein feuchtes, warmes Handtuch)
• bei hohem Fieber und bei Krampfadern.

Anwendung innerlich:
2 Tropfen auf einen Teelöffel Honig geben oder mit Wasser bzw. Kräutertee schluckweise zu sich nehmen wirkt gegen Appetitlosigkeit, Depressionen, Darmparasiten; wurmtreibend, antiseptisch, magenanregend.

In der Duftlampe:
Am Arbeitsplatz gibt es Vertrauen in unsere eigenen Kräfte und läßt uns das Ziel unserer Unternehmungen wieder klarer sehen. Bergamotte ist eines der besten Antidepressiva, gibt verlorenes Selbstvertrauen wieder zurück, die Seele wird frisch und aktiv.

Sonstiges:
Bergamotte wird zur Parfumierung von »Earl Grey Tee« verwendet.

Fördert als Zusatz zu Sonnenöl (3 Tropfen auf 100 ml) die Hautbräunung, wobei aber darauf geachtet werden sollte, daß schon eine Grundbräune vorhanden ist, um Sonnenbrand zu vermeiden.

Anwendung in der Kosmetik:
Das Bergamotteöl eignet sich für jeden Hauttyp, hilft jedoch besonders bei irritierter Haut. Die Wirkung ist beruhigend und antiseptisch. Kann mit Basis-Creme oder Pflanzenöl vermischt werden.

Bohnenkraut

FAMILIE: Lippenblütler.
VORKOMMEN: Europa, Asien.
LATEINISCHER NAME: Satureja hortensis.
VERWENDETER PFLANZENTEIL: ganzes Kraut.
GEWINNUNG: Wasserdampfdestillation des ganzen Krautes, aus 125–550 kg Kraut wird 1 l Bohnenkrautöl gewonnen.
INHALTSSTOFFE: Thymol, Phenol, Cymol.
DUFT: würzig, pfeffrig – es wird auch Pfefferkraut genannt, da es früher oft als Ersatz für den teuren Pfeffer verwendet wurde.

Anwendung äußerlich:
Mit Pflanzenöl gemischt (5 Tropfen auf 10 ml Pflanzenöl)
• bei Schwerhörigkeit mehrmals täglich in den Gehörgang träufeln,
• bei Insektenstichen auftupfen verhindert Schwellungen und Schmerzen.

Anwendung innerlich:
2 Tropfen Bohnenkrautöl auf einen Teelöffel Honig wirkt anregend auf den Geist, blähungswidrig, bei Darminfektionen, Durchfall, Bronchitis, krampflösend, sexuell anregend, magenstärkend, wurmtreibend.

In der Duftlampe:
Wirkt entspannend – schafft eine harmonische Basisstimmung für neue Aktivitäten. Hervorragend, um in einer ausweglosen Situation neue Kraft zu schöpfen.

Cajeput

FAMILIE: Myrtengewächse.
VORKOMMEN: Australien, Philippinen.
LATEINISCHER NAME: Malaleuca leucadendron.
VERWENDETER PFLANZENTEIL: Blätter.
GEWINNUNG: Wasserdampfdestillation der frischen Zweigspitzen und Blätter des Cajeputstrauches.
Aus 100-125 kg Pflanzenmaterial wird 1 l Cajeputöl gewonnen.
INHALTSSTOFFE: Pinen, Limonen, Dipenten, Terpineole, Terpenylacetat, Cineol.
DUFT: stark an Eucalyptusöl erinnernd, jedoch milder.

Anwendung äußerlich:
Mit Pflanzenöl gemischt (5 Tropfen Cajeputöl in 10 ml Öl mischen)
• bei Rheuma (einmassieren),
• bei Akne (mit Watte auftupfen),
• bei schmerzenden Zähnen (mit Wattestäbchen auftragen),
• bei Nervenentzündung (einmassieren).

Anwendung innerlich:
2–3 Tropfen auf ein Stück Würfelzucker bzw. mit einem Löffel Honig vermengt wirkt krampflösend, fiebersenkend; bei Harnwegsinfektionen, Asthma, Rachenentzündung, Magenkrämpfen, Verkühlung, Menstruationsschmerzen, Epilepsie, Rheuma, Gicht.

In der Duftlampe:
Der Duft vermittelt ein Gefühl der Sicherheit und hilft, wenn unsere Lebenskontinuität ins Wanken geraten ist.

Citronella

FAMILIE: Süßgräser.
VORKOMMEN: Java, Ceylon.
LATEINISCHER NAME: Andropogon nardus (Java), Cymbopogon nardus (Ceylon).
VERWENDETER PFLANZENTEIL: Blätter.
GEWINNUNG: Wasserdampfdestillation, Ausbeute etwa 0,4%.
INHALTSSTOFFE: Camphen, Dipenten, Limonen, Geraniol, Nerol, Citronellol, Borneol.
DUFT: frisch, etwas fettig und grün, leicht holzig, das Javaöl ist das geruchlich feinere Öl.

Anwendung äußerlich:
Kompressen (5–10 Tropfen Öl mit ¼ l Wasser vermischen und ein Frotteetuch damit befeuchten) auf die Stirne oder auf die Arme aufgelegt wirken belebend
• bei Antriebslosigkeit.

Anwendung innerlich:
2 Tropfen vermischt mit Kräutertee wirkt blutreinigend, anregend, antibakteriell.

In der Duftlampe:
Wirkt luftreinigend (Tabakrauch und Fischgeruch), senkt die Fehlerquote bei Computereingaben, wirkt aufhellend bei Antriebslosigkeit und Depressionen.

Coriander

FAMILIE: Doldenblütler.
VORKOMMEN: Spanien, Nordafrika, Ferner Osten.
LATEINISCHER NAME: Coriandrum sativum.
VERWENDETER PFLANZENTEIL: Samen.
GEWINNUNG: Wasserdampfdestillation.
INHALTSSTOFFE: Coriandrol, Pinen, Geraniol, Dipenten.
DUFT: aromatisch-gewürzhaft, blumig, warm.

Anwendung äußerlich:
Als Massageöl (5 Tropfen Corianderöl mit 10 ml Pflanzenöl mischen)
• bei Neuralgien,
• bei Rheuma.
Wirkt schmerzstillend, sollte aber nicht auf offene Wunden aufgetragen werden.

Anwendung innerlich:
2 Tropfen mit Honig oder Kräutertee eingenommen zur Behandlung bei Magersucht, appetitanregend, fördert die Verdauung, wirkt Blähungen entgegen.

In der Duftlampe:
Hilft der Seele beim Verarbeiten nicht bewältigter Gefühle.

Eucalyptus

FAMILIE: Myrtengewächse.
VORKOMMEN: Australien, USA, Afrika.
LATEINISCHER NAME: Eucalyptus globulus.
VERWENDETER PFLANZENTEIL: Blätter und Zweige.
GEWINNUNG: Wasserdampfdestillation,
Ausbeute ca. 0,6%.
INHALTSSTOFFE: Pinen, Camphen, Cineol, Globulol.
DUFT: frisch, würzig, kampferartig.

Anwendung äußerlich:

Als Massageöl (10 Tropfen Eucalyptusöl mit 10 ml Pflanzenöl mischen)
• bei Migräne (auf Schläfen auftragen),
• bei Rheuma,
• bei kleinen Brandwunden (2mal täglich die Wunde abtupfen),
• bei Fieberbläschen (3mal täglich mit Wattestäbchen auftragen),
• bei unreiner Haut.

Als Inhalation (15 Tropfen Eucalyptusöl in 1 l heißes Wasser)
• bei Schnupfen und Halsschmerzen (macht die Atemwege frei,
  verhindert die Vermehrung der Krankheitsviren),
• bei Husten und Bronchitis.

Als Saunaaufguß (15 Tropfen Öl mit 20 ml Weingeist mischen).
Zur Mückenabwehr 3 Tropfen auf den Kopfpolster geben.

Anwendung innerlich:

2–3 Tropfen Eucalyptusöl auf einen Teelöffel Honig oder mit nicht zu
heißem (da sonst die Wirkstoffe verlorengehen) Kräutertee mischen:
wirkt antiseptisch, fiebersenkend, auswurffördernd, harntreibend,
hustenstillend; bei Angina, Stirnhöhlenentzündung, Darmparasiten,
Tuberkulose, Harnweginfektion.

In der Duftlampe:

Fördert die Konzentration und unterstützt das logische Denken,
reinigt die Luft und verhindert die Vermehrung von Keimen.

23

Fenchel

FAMILIE: Doldengewächse.
VORKOMMEN: China, Europa, Nordamerika.
LATEINISCHER NAME: Foeniculum vulgare.
VERWENDETER PFLANZENTEIL: Samen.
GEWINNUNG: Wasserdampfdestillation,
Ausbeute 4–5% Oleum Foeniculi.
INHALTSSTOFFE: Anethol, Pinen, Camphen, Phellandren, Dipenten.
DUFT: etwas würzig, Richtung Anis, etwas erdig-kampferartig.
WARNHINWEIS: Vorsicht bei Kindern unter 6 Jahren (nicht mehr als
einen Tropfen anwenden).

Anwendung äußerlich:
Mit Pflanzenöl vermischt (5–7 Tropfen auf 10 ml Öl)
• bei fetter, unreiner Haut,
• bei Koliken und Magenkrämpfen als Einreibung,
• bei Zellulitis als Massageöl.

Mit Wasser vermischt (5 Tropfen auf ⅛ l Wasser) zum Gurgeln bei
Halsentzündung.

Anwendung innerlich:
Verdauungsfördernd, abführend, wurmtreibend, harntreibend, nor-
malisiert den Menstruationszyklus, antibakteriell, erhöht bei stillen-
den Müttern den Milchfluß, schleimlösend, krampflösend; bei Darmparasiten, Schluckauf, Harnwegsentzündung, Erkältung.

In der Duftlampe:
Bei Einsamkeit, hilft beim Ordnen von Gefühlen.

Fichtennadel

FAMILIE: Nadelgehölze.
VORKOMMEN: Europa, Nordamerika, Rußland.
LATEINISCHER NAME: Abies picea.
VERWENDETER PFLANZENTEIL: Nadeln.
GEWINNUNG: Wasserdampfdestillation,
Ausbeute ca. 0,5% Oleum pini.
INHALTSSTOFFE: Pinene, Camphen, Dipenten, Santen, Phellandren.
DUFT: kräftig, frisch, balsamisch, waldig.

Anwendung äußerlich:
Als Massageöl (5–7 Tropfen auf 10 ml Pflanzenöl)
• bei Rheuma,
• als Brusteinreibung bei Erkältung.

Mit Alkohol vermischt (10 Tropfen auf 10 ml Weingeist)
• als Saunaaufguß,
• als Einreibung bei Fußschweiß,
• mit Wasser verdünnt und in eine Blumenspritze gefüllt als Raumspray,
• 10 ml auf ein Vollbad bei Erkältung und als Rheumabad.

Anwendung innerlich:
2–3 Tropfen Fichtennadelöl mit Kräutertee vermischt wirkt beruhigend, kräftigend, antiseptisch, schweißhemmend; bei Bronchitis, Asthma, Lungenentzündung, Nebenhöhlenentzündung, Grippe, Leberbeschwerden, Harnwegsinfektion.

In der Duftlampe:
• zur Luftreinigung und Desinfektion,
• bei Erkältungskrankheiten,
• bei Einsamkeit als idealer Aufheller für die Seele.

Geranium

FAMILIE: Storchschnabelgewächse.
VORKOMMEN: Marokko, Italien, Ostafrika, Indien, Südafrika, Rußland.
LATEINISCHER NAME: Pelargonium graveolens.
VERWENDETER PFLANZENTEIL: ganze Pflanze.
GEWINNUNG: Wasserdampfdestillation,
Ausbeute ca. 0,5% Oleum Geranii.
INHALTSSTOFFE: Geraniol, Citronellol, Geranyltiglinat.
DUFT: frisch, eine Mischung aus harzig, zitrusartig und rosenähnlich.
WARNHINWEIS: Nur in geringen Dosen innerlich anwenden, nicht über einen längeren Zeitraum verwenden, da der Körper sonst durch den Gewöhnungseffekt keine positive Wirkung mehr zeigt.

Anwendung äußerlich:
Mit Pflanzenöl vermischt (5 Tropfen auf 10 ml Öl)
• bei Brandwunden und Narben (Öl auf einen Wattebausch geben und 2mal täglich die Wunde abtupfen),
• bei Ekzemen und unreiner Haut als Körperöl,
• bei Fieberbläschen (die betroffenen Stellen abtupfen),
• als Einreibung bei Hautparasiten.

Anwendung innerlich:
2 Tropfen auf einen Teelöffel Honig oder mit Kräutertee vermischt wirkt bei: Magen- und Darmentzündung, Diabetes, nervlicher Belastung; schmerzlindernd, blutstillend.

In der Duftlampe:
• schafft eine frische harmonische Atmosphäre,
• hilft bei Kommunikationsproblemen,
• entspannt bei starker nervlicher Belastung,
• hilft bei Depressionen.

Anwendung in der Kosmetik:
Eignet sich zur täglichen Pflege bei fetter, unreiner und irritierter Haut. Die Wirkung ist antiseptisch, anregend und zellerneuernd. Wird auch erfolgreich bei Zellulitis aufgrund der zusammenziehenden und entwässernden Eigenschaften eingesetzt.

Grapefruit

FAMILIE: Rautengewächse.
VORKOMMEN: USA, Südeuropa, Asien und Philippinen.
LATEINISCHER NAME: Citrus maxima.
VERWENDETER PFLANZENTEIL: Schale.
GEWINNUNG: Kaltpressung, Ausbeute ca. 1%.
INHALTSSTOFFE: Limonen, Pinen, Citral, Geraniol.
DUFT: frisch, spritzig, zitrusartig.

Anwendung äußerlich:
Als Körperöl (5–7 Tropfen ätherisches Öl auf 10 ml Pflanzenöl)
• bei Zellulitis,
• bei fetter, unreiner Haut.

Anwendung innerlich:
2–3 Tropfen Grapefruitöl in ein Glas Frucht- oder Gemüsesaft regt
das Zellwachstum an, regt Leber und Galle an, wirkt bei Magenver-
stimmung und Durchfall; durchblutungsfördernd, blutreinigend.

In der Duftlampe:
• bei Depressionen,
• wirkt tonisierend,
• vermittelt Lebenslust und Vitalität,
• euphorisierend.

Ingwer

FAMILIE: Ingwergewächse.
VORKOMMEN: Indien, Mittelamerika, Ceylon und China.
LATEINISCHER NAME: Zingiber officinalis.
VERWENDETER PFLANZENTEIL: Wurzel,
GEWINNUNG: Wasserdampfdestillation.
Ausbeute 2–3% und mehr des Oleum Zingiberis.
INHALTSSTOFFE: Zingiberol, Bisabolen, Curcumen, Zingiberen (70%).
DUFT: frisch, agrumig, leicht scharf.

Anwendung äußerlich:
Als Massageöl (5–7 Tropfen Ingweröl auf 10 ml Pflanzenöl)
• bei Durchblutungsstörungen,
• bei Rheuma,
• bei Arthritis.

Anwendung innerlich:
1–2 Tropfen mit einem Teelöffel Honig eingenommen: verdauungsfördernd, fiebersenkend, bei Impotenz, Gastritis, menstruationsbe-
dingten Magenkrämpfen, antiseptisch, wurmtreibend.

In der Duftlampe:
• mobilisiert die Entscheidungsfreudigkeit,
• löst Verhärtungen und Erstarrungen der Seele,
• hilft, bestehende Blockaden zu überwinden.

Anwendung in der Kosmetik:
Zur Pflege bei fetter, unreiner Haut, wobei aber darauf geachtet
werden sollte, daß wenige Tropfen bereits ausreichend sind. Die
Wirkung dieses Öles ist anregend und antiseptisch.

Jasmin

FAMILIE: Jasmingewächse.
VORKOMMEN: Frankreich, Mittelmeerländer und Indien.
LATEINISCHER NAME: Jasminum officinale.
VERWENDETER PFLANZENTEIL: Blüten.
GEWINNUNG: Extraktion mit Olivenöl bzw. Alkohol,
Ausbeute 0,1% (1000 kg Blüten ergeben 1 l ätherisches Öl).
INHALTSSTOFFE: Jasmon, Indol, Benzylacetat.
DUFT: schwerer, fast animalischer Geruch, maskuliner Charakter.

Anwendung äußerlich:
Als Massageöl (1 Tropfen Jasminöl mit 10 ml Pflanzenöl vermischen)
• zur Geburtsvorbereitung,
• aphrodisisches Körper- und Badeöl,
• bei Hautkrankheiten.

Als schmerzlindernde Kompresse, zur Parfumherstellung.

Anwendung innerlich:
2 Tropfen Jasminöl in ein Glas Kräutertee: geburtsfördernd, krampflösend, menstruationsfördernd; bei Schlaflosigkeit, Heiserkeit, Impotenz, Frigidität.

In der Duftlampe:
• bei Depressionen,
• beruhigt die geistige und seelische Ebene,
• wirkt entspannend und wärmend,
• stärkt das Selbstvertrauen.

Besonderheit:
Sehr teuer, da die Blüten in der Nacht gesammelt werden müssen.

Anwendung in der Kosmetik:
Die feuchtigkeitsspendenden, beruhigenden, antiseptischen Eigenschaften kommen besonders der trockenen, empfindlichen oder
gereizten Haut zugute.

Kamille blau

FAMILIE: Korbblütler.
VORKOMMEN: Europa, Indien, Südamerika.
LATEINISCHER NAME: Matricaria chamomilla.
VERWENDETER PFLANZENTEIL: ausschließlich die Blüten (im Gegensatz zu Kamille marokkanisch, wo die ganze Pflanze verwendet wird).
GEWINNUNG: Wasserdampfdestillation, Ausbeute 0,2–0,4% Oleum Chamomillae.
INHALTSSTOFFE: Bisabolol, Chamazulen, Verduzalen.
DUFT: stark, charakteristisch, an die Blüte erinnernd (frisch, süß, krautig und fruchtig).

Anwendung äußerlich:
• Kompressen bei Hauterkrankungen und Allergien (3 Tropfen mit ¼ l Wasser mischen und ein Frotteetuch damit tränken),
• Inhalation bei Schnupfen und Nebenhöhlenentzündungen (5 Tropfen auf ½ l Wasser),
• Gurgelmittel bei Heiserkeit (2 Tropfen auf ⅛ l Wasser),
• Scheidenspülung (2–3 Tropfen auf ¼ l Kamillentee).

Anwendung innerlich:
2–3 Tropfen Kamillenöl in einem Glas nicht zu heißen Kamillentee auflösen: bei Gebärmuttererkrankungen, Leberschwellungen, Blutarmut; entzündungshemmend, schmerzstillend, krampflösend, beruhigend, wundheilend.

In der Duftlampe:
• hilft Schmerz, Ärger und Streß loszuwerden,
• hilft bei Überreizung, Nervosität,
• Harmonie und Toleranz werden gefördert.

Anwendung in der Kosmetik:
Für die tägliche Pflege der jungen, sensiblen oder irritierten Haut bestens geeignet. Kamillenöl hat heilende, entspannende, antiseptische, beruhigende Wirkung.

Kamille marokkanisch

FAMILIE: Korbblütler.
VORKOMMEN: Afrika, Europa.
LATEINISCHER NAME: Ormenis multicaulis.
VERWENDETER PFLANZENTEIL: Blüten und Kraut.
GEWINNUNG: Wasserdampfdestillation,
Ausbeute 0,1%.
INHALTSSTOFFE: Pinen, Limonen, Bornylacetat, Cineol, Diterpene,
wenig Azulen.
DUFT: entfernt an Kamillenöl erinnernd, frisch, krautig, süßlich,
leicht, kampferartig.

Anwendung äußerlich:
Als Massageöl (5 Tropfen ätherisches Öl auf 10 ml Pflanzenöl):
• bei Verspannungen,
• bei Allergien,
• bei juckenden Hautkrankheiten.

Entspannendes Bad (10 Tropfen auf ein Vollbad)
• bei Menstruationsbeschwerden.
Geeignet zur Wund- und Mundspülung.

Anwendung innerlich:
• bei Verspannungen,
• bei Magenkrämpfen,
• krampflösend, antiseptisch, schmerzlindernd.

In der Duftlampe:
Hilft bei seelischen Verkrampfungen.

Kiefernnadel

FAMILIE: Kieferngewächse.
VORKOMMEN: Europa, Nordamerika, Rußland.
LATEINISCHER NAME: Pinus sylvestris.
VERWENDETER PFLANZENTEIL: Nadeln.
GEWINNUNG: Wasserdampfdestillation,
Ausbeute 5% ätherisches Öl.
INHALTSSTOFFE: Cadinen, Pinen, Sylvestrin, Phellandren.
DUFT: würzig, frisch, harzig.

Anwendung äußerlich:
Als Massageöl (7–10 Tropfen auf 10 ml Pflanzenöl)
• bei Muskelschmerzen,
• bei Rheuma,
• bei Flechten und Hautausschlägen.

5 Tropfen ätherisches Öl mit 10 ml Weingeist vermischt eignet sich ideal als Saunaaufguß. Man gibt von dieser Mischung 10 Tropfen auf einen Kübel Wasser.

Anwendung innerlich:
2–3 Tropfen ätherisches Öl mit einem Teelöffel Honig oder Kräutertee gemischt bei Harnweginfektionen, Erkältungen, Lungenentzündung; hustenlindernd, durchblutungsfördernd, antiseptisch, schleimlösend.

In der Duftlampe:
Schenkt Frieden und Entspannung, gegen Streß, luftreinigend in Grippezeiten.

Latschenkiefer

FAMILIE: Kieferngewächse.
VORKOMMEN: Europa.
LATEINISCHER NAME: Pinus montana.
VERWENDETER PFLANZENTEIL: Nadeln.
GEWINNUNG: Wasserdampfdestillation,
Ausbeute 0,12–0,7% Oleum Pini pumilionis.
INHALTSSTOFFE: Pinen, Phellandren, Silvestren, Cadinen.
DUFT: frisch, harzig, etwas fettig, aromatisch, charakteristisch an Cypressenöl erinnernd.
WARNHINWEIS: Nur in geringen Dosen und nicht über einen längeren Zeitraum innerlich anwenden, da es sonst zu Reizungen führen kann.

Anwendung äußerlich:
Mit Alkohol vermischt (10 Tropfen auf 10 ml Weingeist)
• als Saunaaufguß.
Mit Wasser gemischt (in Zerstäuber füllen)
• als Raumspray (stark desinfizierend, speziell zur Luftreinigung in Raucherzimmern).
• ins Badewasser gegossen
• als Erkältungsbad

Als Massageöl (5–7 Tropfen auf 10 ml Öl)
• bei Durchblutungsstörungen,
• bei rheumatischen Erkrankungen.

Anwendung innerlich:
1–2 Tropfen mit einem Teelöffel Honig gemischt bei Atemwegsinfektionen, Bronchialkatarrh; schleimlösend, durchblutungsfördernd, keimtötend im Bereich der Harnwege und der Gallenblase.

In der Duftlampe:
Reinigt die Luft (gegen Rauch), Kiefernöle geben uns Kraft, Ausdauer und Mut, sie »erden« uns.

Lavendel

FAMILIE: Lippenblütler.
VORKOMMEN: Europa, speziell in Frankreich.
LATEINISCHER NAME: Lavandula officinalis.
VERWENDETER PFLANZENTEIL: Blüten.
GEWINNUNG: Wasserdampfdestillation,
Ausbeute 0,8–1,5% Oleum Lavandulae.
INHALTSSTOFFE: Lavandulol, Geraniol, Nerol, Borneol, Cineol.
DUFT: mild, beruhigend.

Anwendung äußerlich:
Als Massageöl (5–7 Tropfen Lavendelöl auf 10 ml Pflanzenöl)
• bei Muskelschmerzen jeder Art,
• bei Hautunreinheiten und Akne,
• bei Rheuma,
• bei Ischias,
• bei Arthritis.
• Während der Geburt schmerzlindernd, verstärkt die Kontraktionen
der Gebärmutter und beschleunigt die Geburt.

Als Inhalation (10 Tropfen Lavendelöl in 1 l heißes Wasser)
• bei Erkältungen,
• bei Husten, Katarrh, Nasennebenhöhlenentzündung und Grippe,
• bei Schlaflosigkeit.

Mit Alkohol gemischt (10 Tropfen auf 10 ml Weingeist)
• gegen Motten in den Wäschekasten sprühen,
• als Einreibung gegen Fußpilz und Kopfgrind,
• hält Insekten und Mücken ab.

Pur mit einem Wattebausch auf Brandwunden aufgetragen, lindert
es den Schmerz, fördert die Heilung und verringert die Narbenbildung.

3 Tropfen mit ¼ l abgekochtem, lauwarmem Wasser gemischt als
Vaginaldusche bei Ausfluß.

Anwendung innerlich:

2–3 Tropfen mit Honig oder Kräutertee vermischt bei Schlaflosigkeit, Asthma, Bronchitis, Depressionen, Durchfall, Herzklopfen, nervösen Spannungen; wirkt antidepressiv, krampflösend, antiseptisch, menstruationsfördernd, beruhigend, harntreibend, schweißtreibend, herzstärkend, wurmtreibend, nervenstärkend, blutdrucksenkend, stärkt das Immunsystem, vermehrt die Bildung von weißen Blutkörperchen.

In der Duftlampe:

• bei Schlaflosigkeit,
• bei Depressionen.
Lavendel beruhigt aufgewühlte Emotionen (nach einem harten Arbeitstag) und wirkt lösend bei körperlichem und seelischem Schmerz.

Anwendung in der Kosmetik:

Aufgrund der beruhigenden, zellerneuernden und stark antiseptischen Wirkung besonders für die irritierte und entzündete Haut geeignet.

Lemongras

FAMILIE: Süßgräser.
VORKOMMEN: Amerika, Indien, China.
LATEINISCHER NAME: Cymbopogon flexuosus.
VERWENDETER PFLANZENTEIL: ganze Pflanze.
GEWINNUNG: Wasserdampfdestillation.
INHALTSSTOFFE: Dipebten, Limonen, Nerol, Citral (mind. 75%).
DUFT: citronenartig, leicht erdig.

Anwendung äußerlich:
Mit Pflanzenöl gemischt (5 Tropfen auf 10 ml Öl)
• als Massageöl bei schwachem Bindegewebe,
• bei Krampfadern.

Mit Wasser gemischt (3 Tropfen auf $1/8$ l Wasser)
• als Gesichtswasser bei fetter, großporiger Haut.

Anwendung innerlich:
2–3 Tropfen mit Honig oder Kräutertee gemischt bei Verdauungsbeschwerden, Schnupfen, Darmentzündungen, Blähungen, Lymphstau, Müdigkeit; wirkt blutreinigend, antiseptisch, fiebersenkend, milchbildend.

In der Duftlampe:
• konzentrationsfördernd (senkt Fehlerquote bei Computerarbeit),
• zur Insektenabwehr,
• bringt heitere, positive Stimmung, Frische und Klarheit.

Beim Autofahren einige Tropfen auf einen Duftstein fördern die Konzentration.

Limette

FAMILIE: Rautengewächse.
VORKOMMEN: Indien, Südeuropa, Südamerika.
LATEINISCHER NAME: Citrus medica.
VERWENDETER PFLANZENTEIL: Schalen.
GEWINNUNG: Pressung der Schalen.
INHALTSSTOFFE: Citral (4,5–8,4%), Bisabolen, Terpene, Limettin.
DUFT: frisch, grün-citronenartig, stärker als Zitronenöl.

Anwendung äußerlich:
Mit Pflanzenöl gemischt (5–7 Tropfen auf 10 ml Öl)
• zur Pflege bei fetter, unreiner Haut,
• wirkt auf Wunden blutstillend,
• bei Warzen.

Anwendung innerlich:
2–3 Tropfen auf ein Glas frisch gepreßten Fruchtsaft oder Gemüsesaft bei Appetitlosigkeit, Rheuma, bei Leber- und Gallenbeschwerden; wirkt blähungswidrig, magenstärkend, verdauungsfördernd, blutreinigend, fiebersenkend, entschlackend.

In der Duftlampe:
• sehr erfrischend,
• aufmunternd,
• zur Luftreinigung und Desinfizierung.

Anwendung in der Kosmetik:
Eignet sich zu Pflege der schlaffen, müden und fettigen Haut, da die Wirkung des Limettenöls sehr erfrischend, straffend und anregend ist.

Majoran

FAMILIE: Lippenblütler.
VORKOMMEN: Europa, Afrika, Indien.
LATEINISCHER NAME: Origanum majorana.
VERWENDETER PFLANZENTEIL: ganze Pflanze.
GEWINNUNG: Wasserdampfdestillation,
Ausbeute 0,3–0,4% Oleum Majoranae.
INHALTSSTOFFE: Terpene (40%), Terpineol, Origanol.
DUFT: gewürzhaft, aromatisch-holzig, kampferartig.

Anwendung äußerlich:
Mit Pflanzenöl gemischt (5 Tropfen auf 10 ml Öl)
• bei Magenkrämpfen,
• bei Rheuma,
• zur Einreibung der Brust bei Asthma, Bronchitis und Erkältungen,
• löst Muskelverspannungen,
• lindert die Schmerzen bei Arthritis.

Als Kompresse (10 Tropfen auf ein warmes, feuchtes Tuch)
• bei schlecht heilenden Wunden,
• zur Entspannung,
• löst Krämpfe, die durch die Monatsblutung bedingt sind.

Anwendung innerlich:
2 Tropfen mit einem Glas Kräutertee gemischt bei Angstzuständen, Bluthochdruck, Schlaflosigkeit; stärkt die Peristaltik, wirkt entspannend, krampflösend, schmerzstillend, abführend, antirheumatisch.

In der Duftlampe:
• hilft bei psychischen Problemen nach einem Todesfall,
• bei Leid und Trauer,
• bringt das Gleichgewicht wieder.

Mandarine

FAMILIE: Rautengewächse.
VORKOMMEN: Südeuropa, Südamerika.
LATEINISCHER NAME: Citrus mandurensis.
VERWENDETER PFLANZENTEIL: Schalen.
GEWINNUNG: Pressung der Schalen.
INHALTSSTOFFE: Limonen (etwa 94%), Citral, Decylaldehyd.
DUFT: süß, blumig, frisch.

Anwendung äußerlich:
Mit Pflanzenöl gemischt (7 Tropfen auf 10 ml Öl)
• als Körperöl gegen Schwangerschaftsstreifen (die beste Wirkung wird in Kombination mit Avocadoöl erzielt),
• bei welker Haut und Faltenbildung.

Anwendung innerlich:
2–3 Tropfen auf einen Teelöffel Honig oder mit Kräutertee gemischt bei Nervosität, Verspannungen; bei Kindern gegen Bauchschmerzen, Schluckauf und Aufstoßen; anregend für Magen, Darm und Galle, blutreinigend, stimmungsaufhellend, appetitanregend.

In der Duftlampe:
• erhellt den grauen Alltag und hilft uns, routinemäßige Tätigkeiten klarer zu betrachten und mit mehr Freude zu verrichten,
• gut nach Krankheiten und seelischen Krisen,
• beliebt bei Kindern, hilft bei schulischer Überforderung,
• bei Verspannungen, Angst, Trauer, Schlaflosigkeit.

Anwendung in der Kosmetik:
Mandarinenöl eignet sich für die entspannende Pflege bei empfindlicher, irritierter Haut.

Melisse

FAMILIE: Lippenblütler.
VORKOMMEN: Europa, Amerika, Asien.
LATEINISCHER NAME: Melissa officinalis.
VERWENDETER PFLANZENTEIL: frisches, blühendes Kraut.
GEWINNUNG: Wasserdampfdestillation,
Ausbeute ca. 0,1% Oleum melissae,
aus 10 000 kg Pflanzen wird 1 l Melissenöl gewonnen.
INHALTSSTOFFE: Geraniol (12%), Linalool (14,2%), Citronellol (8,2%),
Citronellal (3,9%), Citral (1%).
DUFT: frisch-zitronenartig mit blumiger Nachnote.

Anwendung äußerlich:
Als Massageöl (3 Tropfen auf 10 ml Pflanzenöl)
• bei Rheuma,
• bei Insektenstichen und Fieberbläschen,
• bei Migräne,
• bei unreiner Haut und Pickeln.
10 Tropfen Melissenöl ins Badewasser geben
• bei Schlaflosigkeit.
Als Inhalation
• bei Asthma und Husten jeder Art.

Anwendung innerlich:
2–3 Tropfen auf einen Teelöffel Honig wirken antidepressiv, blutdrucksenkend, beruhigend, fiebersenkend, antiviral, schweißtreibend,
krampflösend, herzstärkend, kreislaufstärkend, bei Wechselbeschwerden, Kopfschmerzen; fördert Langlebigkeit, da es eine innere Ausge-
glichenheit in uns herstellt und so den Alterungsprozeß verlangsamt.

In der Duftlampe:
• hilft gegen Alpträume,
• bei Streß, Überreizung, Migräne und Depressionen,
• vertreibt Insekten.
• Melissenöl macht das Herz heiter und fröhlich und stärkt die Le-
  bensgeister.

Muskatnuß

FAMILIE: Myrtengewächse.
VORKOMMEN: Südamerika, Java, Borneo, Sumatra, Indien.
LATEINISCHER NAME: Myristica fragrans.
VERWENDETER PFLANZENTEIL: Samenkern.
GEWINNUNG: Wasserdampfdestillation der zerstoßenen Nuß,
aus 7–13 kg Nüssen wird 1 l Muskatnußöl gewonnen.
INHALTSSTOFFE: Camphen, Geraniol, Eugenol, Terpineol, Pinen,
Dipenten.
DUFT: warm und würzig.

Anwendung äußerlich:
Mit Pflanzenöl vermischt (5 Tropfen auf 10 ml Pflanzenöl)
• als Einreibung bei rheumatischen Beschwerden,
• bei Muskelschmerzen (10 Tropfen auf 10 ml Öl),
• allgemein schmerzlindernd.

Anwendung innerlich:
1 Tropfen ätherisches Öl auf ein Glas Kräutertee wirkt appetitanregend, magenstärkend, verdauungsfördernd, menstruationsfördernd,
hilft bei Darminfektionen, Durchfall, Blähungen.
Achtung: Nur sehr geringe Mengen verwenden (1–2 Tropfen), größere Mengen können zu Rauschzuständen und Vergiftungen führen.

In der Duftlampe:
Als Bestandteil von Wintermischungen (mit Orange gemischt) herrlich
wärmend.
• stärkt die Willenskraft,
• hilft bei Entschlußlosigkeit und Apathie,
• wirkt anfeuernd,
• stärkt die Widerstandskraft bei Kälte.

Nelke

FAMILIE: Myrtengewächse.
VORKOMMEN: Indien, Madagaskar, Sansibar.
LATEINISCHER NAME: Eugenia caryophyllata.
VERWENDETER PFLANZENTEIL: trockene Blütenknospen des Gewürznelkenbaumes.
GEWINNUNG: Wasserdampfdestillation,
Ausbeute 16–19% Oleum Caryophyllorum.
INHALTSSTOFFE: Eugenol (70–90%), Aceteugenol (2–10%), Vanillin.
DUFT: aromatisch-holzig, warm, süßlich.

Anwendung äußerlich:
Pur mit einem Wattestäbchen auftragen bei Zahnschmerzen.

Mit Pflanzenöl vermischt (3–5 Tropfen auf 10 ml Öl) zur Insektenabwehr auf den Körper auftragen.

Kompressen auf schlecht heilende Wunden und entzündete Haut.

Anwendung innerlich:
2 Tropfen mit einem Teelöffel Honig mischen bei Magen- und Darmbeschwerden, Durchfall; wirkt keimtötend, schmerzstillend. Nur sehr vorsichtig anwenden.

In der Duftlampe:
• sexuell anregend,
• wärmend,
• krampflösend.

Neroli

FAMILIE: Rautengewächse.
VORKOMMEN: Südeuropa, Afrika.
LATEINISCHER NAME: Citrus bigaradia.
VERWENDETER PFLANZENTEIL: Blüten.
GEWINNUNG: Wasserdampfdestillation,
Ausbeute max. 0,1% Oleum Aurantii Florum.
INHALTSSTOFFE: Ocimen, Pinen, Camphen, Dipenten, Linalool,
Terpineol, Geraniol, Nerol, Nerolidol, Farnesol, Jasmon, Eugenol.
DUFT: warm, süßlich, blumig an die Blüte erinnernd.

Anwendung äußerlich:
Als Massageöl (5–7 Tropfen Neroliöl auf 10 ml Pflanzenöl)
• bei Schlaflosigkeit,
• bei unreiner Haut und Pickeln,
• regt das Wachstum von neuen, gesunden Zellen an.

Anwendung innerlich:
2–3 Tropfen mit Honig oder Fruchtsaft gemischt wirken herzberuhigend und antiseptisch; helfen bei Schlaflosigkeit, Migräne, Kopfschmerzen.

In der Duftlampe:
• bei seelischen Schocks, Schlaflosigkeit, nervösen Spannungen,
• bei Depressionen und Hysterie,
• läßt Angst verschwinden (vor Prüfungen).

Anwendung in der Kosmetik:
Neroliöl zeichnet sich durch seine antiseptische, beruhigende, gefäßerweiternde und zellerneuernde Wirkung aus. Es eignet sich daher zur Pflege der irritierten, empfindlichen und trockenen Haut. Wirkt auch vorbeugend gegen geplatzte Äderchen.

Niaouli

FAMILIE: Myrtengewächse.
VORKOMMEN: Australien, Philippinen, Malaysia.
LATEINISCHER NAME: Melaleuca viridiflora.
VERWENDETER PFLANZENTEIL: Blätter.
GEWINNUNG: Wasserdampfdestillation,
Ausbeute ca. 2% ätherisches Öl.
INHALTSSTOFFE: Cineol (50–60%), Eukalyptol, Terpineol, Pinen, Limonen.
DUFT: strenger, würziger, kampferartiger Geruch.

Anwendung äußerlich:
Mit Wasser verdünnt (5–6 Tropfen auf ¼ l abgekochtes und abge-kühltes Wasser geben)
• zur Reinigung von kleinen Wunden und Verbrennungen,
• zum Auswaschen verschmutzter Schnitt- und Schürfwunden.

Bei größeren Verbrennungen einige Tropfen pur auf eine Lage sterile Gaze (medizinischer Verbandstoff) geben und direkt auf die Wunde legen. Niaouli regt das Zellwachstum an, wodurch die Heilung erheb-lich beschleunigt wird.

Als Inhalationszusatz (5–10 Tropfen auf 1 l Wasser, Dampf inhalie-ren), hilft bei allen Entzündungen der Atemwege (Hals, Nase, Lunge).

Anwendung innerlich:
2–3 Tropfen auf einem Teelöffel Honig helfen bei Erkältung, Rheuma, Schnupfen, Bronchitis und Atemwegentzündung; wirken antisep-tisch, schmerzstillend, kreislaufanregend, blutstillend und auswurfför-dernd.

In der Duftlampe:
• bei Erkältungen,
• zur Luftreinigung,
• klärt unsere Gedanken.

Orange

FAMILIE: Rautengewächse.
VORKOMMEN: Nordamerika, Südamerika, China, Südeuropa,
Israel.
LATEINISCHER NAME: Citrus aurantium var. dulcis.
VERWENDETER PFLANZENTEIL: Schale.
GEWINNUNG: Kaltpressung,
Ausbeute 0,4–0,5% ätherisches Öl.
INHALTSSTOFFE: Limonen, Citral, Citronellal.
DUFT: frisch, fruchtig, süß.

Anwendung äußerlich:
Als Massageöl (7 Tropfen Orangenöl mit 10 ml Pflanzenöl mischen)
• bei Zellulitis,
• zur Hautregeneration (hilft der Zellerneuerung),
• bei rissiger und strapazierter Haut.

Als Badezusatz (4 Tropfen auf ein Vollbad – nicht mehr!)
• gegen Schlaflosigkeit (kann mit Lavendel gemischt werden),
• bei Depressionen,
• zur »Aufheizung« an kalten Wintertagen.

Als Zusatz zum Gurgelwasser bei der täglichen Mundpflege (1 Tropfen
auf einen Becher warmes Wasser)
• zur Vorbeugung gegen Zahnfleischentzündung,
• gegen Mundgeschwüre.

Anwendung innerlich:
2–3 Tropfen auf eine Tasse Frucht- oder Gemüsesaft wirken norma-
lisierend auf die Darmperistaltik, krampflösend, magenberuhigend,
leicht sedativ, appetitanregend, blutdrucksenkend, blutreinigend, stoff-
wechselanregend; helfen bei Schlaflosigkeit und chronischer Bronchitis.

In der Duftlampe:
• versetzt uns in heitere, fröhliche Stimmung,

• nimmt den langen Winterabenden die Trostlosigkeit,
• bei Streß,
• bei Schlaflosigkeit (kann mit anderen Ölen gemischt werden).

Anwendung in der Kosmetik:
Die antiseptische, durchblutungsfördernde und entwässernde Wirkung eignet sich speziell für die trockene, spröde und verhornte Haut. Achtung: Kann in Verbindung mit starker Sonne zu Hautirritationen führen!

Orange bitter

FAMILIE: Rautengewächse.
VORKOMMEN: Israel, Südamerika, Südeuropa.
LATEINISCHER NAME: Citrus aurantium amara.
VERWENDETER PFLANZENTEIL: Schale.
GEWINNUNG: Kaltpressung,
Ausbeute 1–2,5% Oleum Aurantii Corticis.
INHALTSSTOFFE: Limonen, Citral, Citronellal.
DUFT: frisch, fruchtig, süß.

Der Unterschied zwischen Orangenöl süß und bitter ist lediglich die
unterschiedliche Verteilung der Wirkstoffe.
Das Aroma von Orange bitter ist jedoch etwas delikater.
In der Wirkung sind beide Öle fast ident.

Origanum

FAMILIE: Lippenblütler.
VORKOMMEN: Afrika, Europa, Asien.
LATEINISCHER NAME: Origanum vulgare.
VERWENDETER PFLANZENTEIL: ganzes Kraut.
GEWINNUNG: Wasserdampfdestillation,
Ausbeute 0,15–0,4%.
INHALTSSTOFFE: Thymol, Carvacrol (bis ca. 68%), Pinen, Cymol.
DUFT: frisch, holzig, stark aromatisch.
WARNHINWEIS: Nicht während der Schwangerschaft verwenden!

Anwendung äußerlich:
Als Massageöl (1–2 Tropfen auf 10 ml Pflanzenöl)
• bei allen rheumatischen Erkrankungen,
• bei Zellulitis,
• wirkt durchblutungsfördernd,
• Einreibung bei Läusen und anderen Hautparasiten.

Als Inhalation (2–3 Tropfen Origanumöl in 1 l kochendes Wasser) bei Bronchitis, Reizhusten und Asthma.

Als Sitzbad (1–2 Tropfen auf eine Schüssel warmes Wasser) bei unregelmäßiger Periode.

Anwendung innerlich:
2–3 Tropfen auf einem Teelöffel Honig oder mit Kräutertee gemischt wirken krampflösend, beruhigend, schleimlösend, antiseptisch, appetitanregend, magenstärkend, blähungswidrig, menstruationsfördernd.

In der Duftlampe:
• wirkt beruhigend und ausgleichend,
• gibt neuen Mut und frische Kraft,
• sehr starke keimtötende Wirkung (wichtig in Grippezeiten).

Patchouli

FAMILIE: Lippenblütler.
VORKOMMEN: Malaysia, westindische Inseln, Paraguay.
LATEINISCHER NAME: Pogostemon patchouli.
VERWENDETER PFLANZENTEIL: Blätter des Strauches.
GEWINNUNG: Wasserdampfdestillation,
Ausbeute bis 3,5% Oleum Foliorum Patchouli.
INHALTSSTOFFE: Patchoulen, Patchoulol, Azulen, Guajen,
Eugenol.
DUFT: erdig, balsamisch-süßlich, aromatisch-würzig.

Anwendung äußerlich:
Mit Pflanzenöl gemischt (5–7 Tropfen auf 10 ml Öl)
• bei Ekzemen,
• bei Akne,
• nach Insektenstichen,
• bei schlecht heilenden Wunden und Abschürfungen,
• bei Hautallergien und rissiger Haut,
• bei Hämorrhoiden (nach dem Stuhlgang die betroffenen Stellen abtupfen),
• aphrodisisch (das ideale Massageöl für die Stunden zu zweit),
• bei Fußpilz.

Bei fettigen Haaren oder Schuppen 6 Tropfen Patchouliöl auf die benötigte Menge Shampoo-Basis geben.

Mit Alkohol gemischt (7 Tropfen auf 10 ml Weingeist) gegen Motten in den Kasten sprühen.

Anwendung innerlich:
2–3 Tropfen ätherisches Öl mit Kräutertee gemischt wirken als Antidepressivum, antiseptisch, nervenberuhigend, kräftigend, fiebersenkend, zellerneuernd, entwässernd und helfen bei Hauterkrankungen.

In der Duftlampe:
• hilft gegen Depressionen,

- aphrodisisch,
- für die sinnlichen Stunden zu zweit.

Anwendung in der Kosmetik:
Die feuchtigkeitsspendende, zellerneuernde und antiseptische Wirkung des Patchouliöls eignet sich speziell zur Pflege der alternden, trockenen und spröden Haut.

Petitgrain

FAMILIE: Rautengewächse.
VORKOMMEN: Mittelmeerraum, Südamerika, Paraguay.
LATEINISCHER NAME: Citrus bigaradia.
VERWENDETER PFLANZENTEIL: Blätter, Zweigspitzen, unreife Früchte.
GEWINNUNG: Wasserdampfdestillation,
Ausbeute 0,2–0,25% Oleum Petitgrain.
INHALTSSTOFFE: Ocimen, Camphen, Pinen, Dipenten, Limonen,
Nerol, Geranylacetat, Terpineol, Linalylacetat, Furfurol, Farnesol,
Citronellol, Phenole.
DUFT: holzig, frisch-blumig, etwas süßlich.

Anwendung äußerlich:
Als Massageöl (5–7 Tropfen Petitgrainöl mit 10ml Pflanzenöl vermischen)
• bei Depressionen,
• bei Angstzuständen,
• bei Panik,
• bei Herzjagen,
• bei sexuellen Problemen,
• bei fetter, unreiner Haut.
Als Badezusatz (10 Tropfen auf ein Vollbad) wirkt Petitgrain herrlich
erfrischend und desodorierend.

Anwendung innerlich:
2–3 Tropfen auf einen Teelöffel Honig wirken antibakteriell und stimmungsaufhellend, regen den Geist an, helfen bei Magenproblemen.

In der Duftlampe:
• bei Depressionen
• sexuell anregend (zu empfehlen ist eine Mischung mit Ylang-Ylangöl
und Neroliöl)
• entspannt und bringt Ruhe nach einem harten Arbeitstag
• bei Migräne

Anwendung in der Kosmetik:
Dieses ätherische Öl hat eine erfrischende, antiseptische sowie
antivirale Wirkung, die die alternde, müde Haut anregt.

Pfeffer schwarz

FAMILIE: Pfeffergewächse.
VORKOMMEN: Indien, Ceylon, Amerika.
LATEINISCHER NAME: Piper nigrum.
VERWENDETER PFLANZENTEIL: Samen (Korn).
GEWINNUNG: Wasserdampfdestillation,
Ausbeute 1–2,6% Oleum Piperis.
INHALTSSTOFFE: Pinene, Piperonal, Citral, Limonen, Thujen, Camphen.
DUFT: holzig-würzig, an das Gewürz erinnernd.

Anwendung äußerlich:
Als Massageöl (2–3 Tropfen mit 10 ml Pflanzenöl vermischen)
• gegen Muskelschmerzen, -steifheit und -kater,
• lindert den Rheuma- und Arthritisschmerz,
• ideal für Sportler vor dem Sport, da es die Muskelleistung steigert, Muskelschmerzen und Steifheit vorbeugt (am besten mit Rosmarinöl kombinieren).

Anwendung innerlich:
1–2 Tropfen auf ein Glas Kräutertee wirken fiebersenkend, krampflösend, windtreibend, tonisierend, stimulierend, anregend.
Bei Problemen mit dem Verdauungsapparat, Rheuma, Gicht, Anämie.

In der Duftlampe:
• gegen Antriebsschwäche,
• gegen Lustlosigkeit,
• gegen Trübsinnigkeit.

Pfefferminze

FAMILIE: Lippenblütler.
VORKOMMEN: Europa, Amerika, Ägypten.
LATEINISCHER NAME: Mentha piperita off.
VERWENDETER PFLANZENTEIL: Blätter.
GEWINNUNG: Wasserdampfdestillation,
Ausbeute 1,6–1,7% Oleum Menthae piperitae.
INHALTSSTOFFE: Pinene, Limonen, Terpinen, Phellandren, Menthol, Neomenthol, Menthylacetat, Thymol, Carvacrol, Cineol.
DUFT: frisch, leicht scharf.
WARNHINWEIS: Nicht verwenden, wenn homöopathische Mittel verwendet werden, da es die Wirkung beeinträchtigen kann.

Anwendung äußerlich:
Mit Pflanzenöl gemischt (5 Tropfen Pfefferminzöl auf 10 ml Pflanzenöl)
• bei Juckreiz der Haut,
• bei Erkältungskrankheiten als Brusteinreibung,
• schmerzlindernd bei Gliederschmerzen, Muskelschmerzen,
• bei Rheuma und Hexenschuß,
• bei Gürtelrose juckreizstillend,
• sehr gut geeignet zur Magenmassage bei Koliken.

Mit Alkohol gemischt (5–7 Tropfen Pfefferminzöl auf 10 ml Weingeist)
• als Saunaaufguß,
• bei Mundgeruch ein paar Tropfen ins Gurgelwasser.

Zur Inhalation (10 Tropfen auf 1 l heißes Wasser) bei starker, hartnäckiger Erkältung.

Unverdünnt auftragen (1–2 Tropfen)
• bei Zahnschmerzen (den betroffenen Zahn betupfen),
• bei Kopfschmerzen (auf die Schläfe auftragen),
• zur Mückenabwehr 2–3 Tropfen auf den Kopfpolster geben.

Anwendung innerlich:
2–3 Tropfen Pfefferminzöl in ein Glas Pfefferminztee gegeben, wirken schweißtreibend, schleimlösend, magenstärkend, anregend auf das

Nervensystem, krampflösend, blähungswidrig, antiseptisch, menstruationsfördernd, konzentrationsfördernd, schmerzlindernd; helfen bei Fieber, Mattigkeit, Wetterfühligkeit.

In der Duftlampe:
• aktiviert das Gehirn und verhilft zu einem klaren Kopf,
• in Grippezeiten zur Luftreinigung,
• sehr erfrischend.

Anwendung in der Kosmetik:
Speziell für die fettige und irritierte Haut als Pflege geeignet, da das Pfefferminzöl anregende, erfrischende und antiseptische Eigenschaften hat.
Nicht für Kinder unter 6 Jahren geeignet, da das Pfefferminzöl aufgrund des hohen Mentholgehaltes auf Kinderhaut zu starke Wirkung hat. Vorsicht ist auch bei allergischem Heuschnupfen angebracht.

Rosen

FAMILIE: Rosengewächse.
VORKOMMEN: Bulgarien, Türkei, GUS, China.
LATEINISCHER NAME: Rosa damascena.
VERWENDETER PFLANZENTEIL: Blüten.
GEWINNUNG: Wasserdampfdestillation,
Ausbeute ca. 0,02% Oleum Rosae.
INHALTSSTOFFE: Phenyläthylalkohol, Geraniol (ca.30–40%), Nerol
(5–10%), Citronellol, Linalool, Eugenol, Farnesol.
DUFT: blumig, frisch.

Anwendung äußerlich:
Mit Pflanzenöl gemischt (1–2 Tropfen auf 10 ml Pflanzenöl)
• als Körperöl für alternde, empfindliche Haut,
• durch die adstringierende und tonisierende Wirkung werden geplatzte Äderchen im Wangenbereich reduziert.
• Einreibung bei Gürtelrose und Ekzemen.
• aphrodisisches Körperöl.
• als Körperöl für Frauen, die sich in ihrer eigenen Sexualität verunsichert fühlen und Zweifel an ihrer Anziehungskraft haben.

Anwendung innerlich:
2–3 Tropfen Rosenöl auf einem Teelöffel Honig oder mit Kräutertee gemischt wirken tonisierend auf den Kreislauf, die Verdauung und das Nervensystem, helfen bei Unregelmäßigkeiten des weiblichen Zyklus und den damit verbundenen emotionalen und physischen Spannungszuständen.
Antiseptisch, beruhigend, antidepressiv, aphrodisisch, herzstärkend, krampflösend, blutstillend, blutreinigend.

In der Duftlampe:
• wirkt stark antidepressiv,
• aphrodisisch, stellt eine warme, weiche Atmosphäre her,
• läßt uns die Alltagslast leichter ertragen.

Anwendung in der Kosmetik:

Das Rosenöl eignet sich zur täglichen Pflege der alternden, trockenen und empfindlichen Haut. Die Wirkung ist beruhigend, kräftigend und ausgleichend.

Rosenholz

FAMILIE: Lorbeergewächs.
VORKOMMEN: Brasilien.
LATEINISCHER NAME: Aniba rosaeodora.
VERWENDETER PFLANZENTEIL: Stamm (Holz).
GEWINNUNG: Wasserdampfdestillation.
INHALTSSTOFFE: Linalool (bis zu 85%), Terpineol, Cineol (6–10%).
DUFT: blumig, rosig, mit warmer holziger Note.

Anwendung äußerlich:
Mit Pflanzenöl gemischt (5–7 Tropfen auf 10 ml Pflanzenöl)
• herrlich als Massageöl,
• wirkt antibakteriell,
• desodorierend,
• bei rauhen, rissigen Händen,
• zur Behandlung von Schwangerschaftsstreifen.

Als Badezusatz (10 Tropfen auf ein Vollbad) für Entspannungsbäder.

Anwendung innerlich:
1–2 Tropfen auf einen Teelöffel Honig wirken harmonisierend, blutdrucksenkend, nervenstärkend, antiseptisch, euphorisierend.

In der Duftlampe:
• gleicht Geist und Seele aus (wichtig vor Prüfungen),
• entspannt bei Streß,
• vertreibt negative Gedanken und löst seelische Blockaden.

Anwendung in der Kosmetik:
Die glättende, zellerneuernde und ausgleichende Wirkung des Rosenholzöls findet speziell bei der empfindlichen, trockenen und spröden Haut ihr Einsatzgebiet.

Rosmarin

FAMILIE: Lippenblütler.
VORKOMMEN: Frankreich, Spanien, Tunesien, Italien.
LATEINISCHER NAME: Rosmarinus officinalis.
VERWENDETER PFLANZENTEIL: ganze Pflanze.
GEWINNUNG: Wasserdampfdestillation,
Ausbeute 1–2% Oleum Rosmarini.
INHALTSSTOFFE: Pinene, Camphen, Borneol, Cineol.
DUFT: würzig, anregend, leicht kampferartig.
WARNHINWEIS: Nicht für Epileptiker und während der Schwangerschaft geeignet!

Anwendung äußerlich:
Als Massageöl (5–7 Tropfen mit 10 ml Pflanzenöl vermischen)
• bei rheumatischen Beschwerden,
• bei Muskelschmerzen,
• bei Arthritis,
• das ideale Massageöl für den gestreßten Manager.

Als Kompresse (in eine Schüssel mit heißem Wasser 5–7 Tropfen Öl geben, ein saugfähiges Stück Stoff einlegen und anschließend ausgewunden auflegen)
• bei kleineren Brandwunden,
• bei Entzündungen,
• bei Abschürfungen.

Einige Tropfen (7–10) in das Badewasser
• vor der Menstruation,
• bei Streß,
• bei Übermüdung.

Zur Inhalation (sehr gut mischbar mit Eucalyptus und Pfefferminze) bei Asthma, Bronchitis und Reizhusten.

Anwendung innerlich:
2–3 Tropfen auf einem Teelöffel Honig oder in einem Glas Kräutertee stärken Herz, Leber und Galle, senken den Cholesterinspiegel; wirken anregend, magenstärkend,antiseptisch, blähungswidrig, menstruationsfördernd, schweißtreibend, harntreibend, schmerzlindernd, krampflösend.

Bei Blutdruckproblemen, Schwäche, Gicht, Rheuma, Morgenmüdigkeit, Leberleiden, Verdauungsproblemen, Durchfall, Impotenz und Anämie.

In der Duftlampe:
• bei geistiger Überanstrengung,
• stärkt das Erinnerungsvermögen,
• ruft ein Gefühl der geistigen Klarheit hervor.

Anwendung in der Kosmetik:
Dieses Öl ist stark durchblutungsfördernd, antiseptisch, zellerneuernd und anregend, also speziell für fette, zu Durchblutungsstörungen neigende Haut geeignet. In der Haarpflege wird es gegen Haarausfall und Schuppen eingesetzt.

Salbei

FAMILIE: Lippenblütler.
VORKOMMEN: Europa.
LATEINISCHER NAME: Salvia officinalis.
VERWENDETER PFLANZENTEIL: ganze Pflanze.
GEWINNUNG: Wasserdampfdestillation,
Ausbeute 1–2% Oleum Salviae.
INHALTSSTOFFE: Borneol (7–16%), Thujon (41–61%), Cineol,
Kampfer.
DUFT: krautig-süßlich, herb, frisch.
WARNHINWEIS: Bei Epileptikern und Schwangeren nur sehr vorsichtig anwenden!

Anwendung äußerlich:
Mit Alkohol gemischt (5 Tropfen auf 10 ml Weingeist)
• bei Infektionen im Mund- und Rachenraum (einige Tropfen ins Gurgelwasser geben),
• bei empfindlichem Zahnfleisch mit Wasser gemischt spülen,
• bei Heiserkeit gurgeln,
• bei Insektenstichen (abtupfen).

Einige Tropfen (5–10) ins Badewasser
• bei rheumatischen Beschwerden,
• reguliert übereifrige Schweißdrüsen im Hochsommer.

Anwendung innerlich:
2–3 Tropfen in einem Glas Salbeitee regen die Abwehrkräfte an, wirken antiseptisch, blutreinigend, entschlackend, schweißtreibend, harntreibend, magenstärkend, blutdrucksteigernd, helfen bei allen Schwächezuständen, Nervosität und Erkrankungen der Atemwege.

In der Duftlampe:
• sehr gut zur Raumklimareinigung,
• belebt die Sinne und schärft das Gedächtnis (für Büros sehr gut geeignet).

Sandelholz

FAMILIE: Sandelholzgewächse.
VORKOMMEN: Indien und auf den Inseln des Indischen Ozeans.
LATEINISCHER NAME: Santalum album.
VERWENDETER PFLANZENTEIL: entrindetes Holz.
GEWINNUNG: Wasserdampfdestillation,
Ausbeute 5–6%.
INHALTSSTOFFE: Santalol (ca.90%), Santen, Santalen, Teresantalol,
Santenon, Santalon, Santalal.
DUFT: nicht sehr stark, doch haftfest, balsamisch-holzig, leicht animalisch.

Anwendung äußerlich:
Als Massageöl (8–10 Tropfen Sandelholzöl mit 10 ml Pflanzenöl
vermischen)
• bei Akne und fettiger Haut,
• bei Hautkrankheiten und Juckreiz,
• starke aphrodisische Qualitäten.

Zum Inhalieren bei stark verstopfter Nase und bei Erkältungskrankheiten einer Mischung von Eucalyptusöl und Pfefferminzöl beimengen.

Anwendung innerlich:
2–3 Tropfen auf einem Teelöffel Honig wirken antiseptisch, kräftigend, krampflösend, schleimlösend, harntreibend, desinfizierend,
entzündungshemmend, aphrodisisch, regen Blase und Nieren an
(vermehrte Durchblutung).
Bei Bronchitis, Menstruationsstörungen, Husten, Schnupfen, Impotenz, Durchfall, Schluckauf, Übelkeit, Erbrechen.

In der Duftlampe:
• gegen Depressionen,
• euphorisierend,
• schenkt innere Ruhe und Zufriedenheit.

Anwendung in der Kosmetik:

Sandelholzöl eignet sich besonders für die trockene, spröde und entzündete Haut, da es beruhigende, feuchtigkeitsspendende sowie antiseptische Eigenschaften hat.

Teebaum

FAMILIE: Myrtengewächse.
VORKOMMEN: Australien.
LATEINISCHER NAME: Melaleuca alternifolia.
VERWENDETER PFLANZENTEIL: Blätter.
GEWINNUNG: Wasserdampfdestillation,
Ausbeute ca. 2% ätherisches Öl.
INHALTSSTOFFE: Cineol, Pinen, Terpinene, Cymol.
DUFT: frisch, aromatisch, würzig.

Anwendung äußerlich:
Mit Pflanzenöl gemischt (3 Tropfen auf 10 ml Öl)
• bei Windpocken,
• bei Gürtelrose,
• als Gesichtsöl bei Akne und Hautunreinheiten,
• als Massageöl nach Operationen (Wundbereich auslassen!) hilft es,
den postoperativen Schock zu reduzieren.

Mit Alkohol gemischt (3–5 Tropfen auf 10 ml Weingeist)
• als Einreibung gegen Fußpilz und Kopfgrind,
• ins Badewasser bei Erkältungskrankheiten (fördert das Ausschwit-
zen),
• als Raumspray stark keim- und virentötend.

Pur angewendet:
• ein Tropfen auf Warzen (nach dem Auftupfen mit Pflaster abdecken)
läßt diese nach einigen Wochen verschwinden.
• auf Insektenstiche getupft hilft es gegen Hautirritationen.

Anwendung innerlich:
2–3 Tropfen in einem Glas Kräutertee hemmen Infektionen, wirken
schweißtreibend, wundheilend, keimtötend.
Wirksam bei Darminfektionen, Infektionskrankheiten, Pilzbefall und
Erkrankungen der Atemwege.

In der Duftlampe:
• bei Konzentrationsschwäche und Entscheidungslosigkeit,
• zur Desinfektion in Krankenräumen.

Anwendung in der Kosmetik:
Teebaumöl eignet sich zur täglichen Pflege bei Akne, Hautjucken, Schuppen, Haarausfall und Ekzemen. Die beruhigende und antiseptische Wirkung wird besonders von der irritierten und entzündeten Haut geschätzt.

Thymian

FAMILIE: Lippenblütler.
VORKOMMEN: Europa, Indien, Amerika.
LATEINISCHER NAME: Thymus vulgaris.
VERWENDETER PFLANZENTEIL: ganze Pflanze.
GEWINNUNG: Wasserdampfdestillation,
Ausbeute 2–3% Oleum Thymi.
INHALTSSTOFFE: Pinen, Camphen, Terpinen, Linalool, Geraniol,
Borneol, Caryophyllen, Thymol, Carvacrol.
DUFT: krautig-frisch, stark.

Anwendung äußerlich:
Als Massageöl (10 Tropfen auf 10 ml Pflanzenöl)
• bei Gelenk- und Muskelschmerzen,
• lindert den Rheumaschmerz.

Mit Alkohol gemischt (3–5 Tropfen auf 10 ml Weingeist)
• als Erste Hilfe bei Insektenstichen,
• ins Gurgelwasser bei allen Infektionen im Mund- und Rachenbereich,
• als Haarwasser bei Haarausfall,
• bei Zahnfleischentzündung.

Anwendung innerlich:
2–3 Tropfen mit Kräutertee oder Honig gemischt stimulieren den
gesamten Kreislauf bei zu niedrigem Blutdruck, Müdigkeit und Le-
thargie, regen den Appetit an, töten Krankheitskeime im Magen-
Darmbereich, vertreiben Band-, Faden- und Spulwürmer, wirksam
bei Erkältung, Husten und Halsschmerzen.
Thymian wirkt anregend, nervenstärkend, appetitanregend, antiseptisch, desinfizierend, auswurffördernd, krampflösend, regt die Bildung von weißen Blutkörperchen an, wundheilend, schweißtreibend, harntreibend.

In der Duftlampe:
• verleiht Mut, stärkt Tatendrang und Mitgefühl.

Vetiver

FAMILIE: Graspflanzen.
VORKOMMEN: Indien, Ceylon.
LATEINISCHER NAME: Vetiveria zizanioides.
VERWENDETER PFLANZENTEIL: Wurzel.
GEWINNUNG: Wasserdampfdestillation,
Ausbeute bis ca. 4% Oleum Andropogonis.
INHALTSSTOFFE: Vetiven, Vetivon, Vetivenole, Vetivensäure.
DUFT: süßlich, erdig, holzig.

Anwendung äußerlich:
Als Massageöl (5–7 Tropfen auf 10 ml Pflanzenöl)
• zur Insektenabwehr,
• Hautpflege bei alternder, müder Haut,
• aphrodisisches Massageöl (für die Massage zu zweit).

Anwendung innerlich:
2–3 Tropfen auf einen Teelöffel Honig helfen bei Depressionen und Nervosität, wirken antiseptisch und schweißtreibend, regen die Verdauung an, stärken die Nerven.

In der Duftlampe:
• bei Depressionen,
• bringt uns wieder in Verbindung zu unserem Körper und unserer Sexualität.

Wacholder

FAMILIE: Zypressengewächse.
VORKOMMEN: Europa, Asien, Afrika.
LATEINISCHER NAME: Juniperus communis.
VERWENDETER PFLANZENTEIL: Beeren.
GEWINNUNG: Wasserdampfdestillation,
Ausbeute 0,8–2% Oleum Juniperi.
INHALTSSTOFFE: Pinen, Camphen, Cadinen, Terpinenol, Cymol,
Borneol, Wacholderkampfer.
DUFT: aromatisch, würzig, balsamisch-süß.
WARNHINWEIS: Nicht während der Schwangerschaft anwenden!

Anwendung äußerlich:
Als Massageöl (5 Tropfen auf 10 ml Pflanzenöl)
• zur Behandlung von Hämorrhoiden (mit Wattestäbchen auftragen),
• bei Zellulitis (schwemmt Abfallstoffe aus),
• bei Rheuma,
• bei Arthritis,
• gegen Akne,
• bei Schuppenflechte,
• hält Zecken und Flöhe fern.

Als Zusatz zum Badewasser (5 Tropfen auf ein Vollbad) wirkt Wacholder menstruationsfördernd, hilft bei rheumatischen Beschwerden und nach übermäßigem Alkoholgenuß.

Anwendung innerlich:
2–3 Tropfen auf eine Schale Kräutertee als Kräftigungsmittel in der Rekonvaleszenz wirken entgiftend und harntreibend (wichtig bei Gicht, Rheuma und Arthritis), regen den Appetit an.
Wirkt anregend, belebend, harnsäurelösend, antiseptisch, magenstärkend, blutreinigend, schlaffördernd und blutdrucksteigernd.

In der Duftlampe:
• klärt unsere Gefühlswelt,
• wirkt ausgleichend bei Streß und Angstzuständen,

• gibt innere Kraft und Stärke an Tagen, an denen alles schiefgeht.

Anwendung in der Kosmetik:
Die antiseptische, reinigende und entwässernde Wirkung eignet sich speziell für die normale bis fette Haut.

Weihrauch

FAMILIE: Balsambaumgewächse.
VORKOMMEN: Afrika.
LATEINISCHER NAME: Boswellia Carterii.
VERWENDETER PFLANZENTEIL: Harz des Baumes.
GEWINNUNG: Alkoholische Lösung – anschließend Wasserdampf-destillation,
Ausbeute ca. 5–9% Oleum Olibani.
INHALTSSTOFFE: Limonen, Pinen, Dipenten, Phellandren, Cadinen, Camphen, Thuyen, Cymen, Borneol, Verbenol, Olibanol.
DUFT: süß-holzig, balsamisch-würzig.

Anwendung äußerlich:
Als Massageöl (5 Tropfen auf 10 ml Pflanzenöl)
• zur Brustmassage bei Asthma und schweren Hustenanfällen,
• als Bauchmassage bei zu starker Regelblutung,
• bei alternder Haut, gibt Spannkraft zurück und verzögert Faltenbildung.

Zur Inhalation
• bei Bronchitis,
• bei Katarrh,
• bei Asthma,
• eines der besten Lungenantiseptika.

Anwendung innerlich:
2–3 Tropfen in einem Glas Kräutertee wirken antiseptisch, zusammenziehend, sedativ, hautpflegend. Hilfreich bei Bronchitis, Asthma, Husten, Kehlkopfkatarrh, Kehlkopfentzündung, Harnwegsinfektionen.

In der Duftlampe:
• bringt ein Gefühl der inneren Ruhe,
• fördert die Meditation,
• lindert bei Asthmatikern die Angst vor dem nächsten Anfall.

Anwendung in der Kosmetik:
Für die trockene, alternde Haut sind die zusammenziehenden, zellerneuernden sowie anregenden Eigenschaften des Weihrauchöls besonders geeignet.

Ylang-Ylang

FAMILIE: Magnoliengewächse.
VORKOMMEN: Philippinen, Indonesien, Madagaskar.
LATEINISCHER NAME: Cananga odorata.
VERWENDETER PFLANZENTEIL: Blüten.
GEWINNUNG: Wasserdampfdestillation der im Frühsommer in den ersten Morgenstunden geernteten Blüten,
Ausbeute ca. 1,5 bis 2,5% Oleum Anonae.
INHALTSSTOFFE: Nerol, Farnesol, Nerolidol, Eugenol, Geraniol, Linalol, Safrol, Ylangol.
DUFT: blumig, würzig, voll und süßlich.

Anwendung äußerlich:
Mit Pflanzenöl gemischt (5 Tropfen Ylang-Ylangöl auf 10 ml Öl)
• als aphrodisisches Massageöl,
• bei brüchigen Nägeln (vor dem Schlafengehen die Nägel sowie die Nagelbetten mit dem Öl massieren),
• nach dem Sonnenbad die Haut einreiben.

Mit Weingeist (Alkohol) gemischt (5 Tropfen auf 10 ml Weingeist) als Badezusatz (ein Teelöffel Gemisch auf ein Wannenbad)
• gegen Streß,
• bei sexuellen Schwierigkeiten,
• gegen Angstgefühle.

Als Gesichtswasser bei fettiger Haut.

Anwendung innerlich:
2–3 Tropfen auf einem Teelöffel Honig oder mit Kräutertee gemischt senken die Atem- und Herzfrequenz, wirken blutdrucksenkend und beruhigend und helfen bei Depressionen, hohem Blutdruck, Frigidität, Impotenz, Wechselbeschwerden, Schlaflosigkeit und Nervosität.

In der Duftlampe:
Der Duft vertreibt Zweifel, Unruhe und Unsicherheit. Aufgestaute Gefühle wie Zorn oder Enttäuschung werden aufgelöst oder beruhigt. Das Öl verbreitet eine weiche, süße, erotische Stimmung.

Zedernholz

FAMILIE: Zypressengewächse.
VORKOMMEN: Europa, Amerika, Afrika.
LATEINISCHER NAME: Juniperus virginiana.
VERWENDETER PFLANZENTEIL: Holz.
GEWINNUNG: Wasserdampfdestillation,
Ausbeute 2,5–3% ätherisches Öl.
INHALTSSTOFFE: Cedranol, Cedrol, Cedren, Cuparen, Terpene.
DUFT: holzig, balsamisch.

Anwendung äußerlich:
Kompressen bei Hauterkrankungen (5 Tropfen mit ¼ l warmem Wasser mischen und ein Frotteetuch damit tränken) wirken hautberuhigend.

Mit Alkohol (Weingeist) gemischt (5 Tropfen auf 10ml Alkohol)
• zur Insektenabwehr (den Körper einreiben),
• zur Mottenabwehr im Kleiderschrank (mit einem Zerstäuber im Wäscheschrank verteilen).

Anwendung innerlich:
1 Tropfen ätherisches Öl mit Honig vermischt wirkt nervenberuhigend, auswurffördernd (bei Atemwegsinfektionen), kräftigend, entzündungshemmend bei Harnwegsinfektionen.

In der Duftlampe:
Der balsamisch-holzige Duft wirkt bei starker Nervosität und Aufgewühltheit beruhigend, gibt sensiblen Menschen einen Schutzmantel der Sicherheit.

Sonstiges:
Wird in der Parfumherstellung zur Abrundung von Herrenparfums verwendet.

Zimt

FAMILIE: Lorbeergewächse.
VORKOMMEN: Indien, Ceylon, Philippinen, Südamerika.
LATEINISCHER NAME: Cinnamomum ceylanici.
VERWENDETER PFLANZENTEIL: Rinde, Blätter.
GEWINNUNG: Wasserdampfdestillation,
Ausbeute 1–1,5% Oleum Cinnamomi.
INHALTSSTOFFE: Zimtaldehyd (65–76%), Cymol, Linalool, Furfurol,
Eugenol, Caryophyllen.
DUFT: warm, süß, balsamisch-würzig.

Anwendung äußerlich:
Mit Pflanzenöl gemischt (2–3 Tropfen auf 10 ml Öl)
• als Massageöl bei rheumatischen Beschwerden,
• als Einreibung bei Hautparasiten (bei Läusen und Krätze),
• bei Insektenstichen und blauen Flecken (mit einem Wattebausch
abtupfen).

Einige Tropfen eignen sich sehr gut als Zusatz zu einer Inhalationsmischung mit Eucalyptus und Pfefferminze bei Erkältungskrankheiten.
2 Tropfen als Zusatz zum Spülwasser nach der Zahnpflege helfen bei
Zahnfleischbluten.

Anwendung innerlich:
1–2 Tropfen auf einem Teelöffel Honig oder in einer Tasse Kräutertee
helfen bei Grippe, Erkältung, Durchfall, Darmkrämpfen, Impotenz,
ausbleibender Menstruation, Schwächeanfällen und Muskelschmerzen.
Zimt wirkt durchblutungsfördernd, herzstärkend, magenstärkend, anregend, verdauungsfördernd, wurmtreibend, krampflösend und wärmend.

In der Duftlampe:
• führt uns fehlende körperliche wie geistige Wärme zu,
• vermittelt ein einhüllendes, heimeliges Gefühl,
• hilft bei Gefühlskälte, Einsamkeit, Verkrampfung und Angst,
• unterstützt unsere Inspiration und regt zu Kreativität an.

Zitrone

FAMILIE: Rautengewächse.
VORKOMMEN: Italien, Indien, Israel, Südamerika.
LATEINISCHER NAME: Citrus limonum.
VERWENDETER PFLANZENTEIL: Schale.
GEWINNUNG: Kaltpressung.
Ausbeute: 3000 Zitronen ergeben 1 l ätherisches Öl.
INHALTSSTOFFE: Pinen, Limonen, Phallandrin, Camphen, Linalol,
Citral, Citronellal.
DUFT: fruchtig, unverwechselbar nach frischen Zitronen.

Anwendung äußerlich:
Mit Pflanzenöl gemischt (3–5 Tropfen auf 10 ml Öl)
Als Hautöl angewendet
• gegen Hautflecken,
• gegen Furunkeln,
• gegen fettige Haut,
• gegen Warzen (morgens und abends auftragen, mit Pflaster abdecken),
• gegen Hornhaut (betroffene Stellen mehrmals täglich behandeln),
• auf Insektenstiche aufgetragen läßt der Juckreiz nach.

2–3 Tropfen in ¼ l Wasser helfen als Mundspülung bei Zahnfleischentzündung und Mundgeschwüren.

Anwendung innerlich:
2–3 Tropfen auf einem Teelöffel Honig oder in einem Glas Zitronenwasser wirken bei Blutarmut, Rheuma, Gicht, Grippe, Verdauungsbeschwerden, Magenentzündung (Magengeschwür), Leber- und Gallenleiden, Appetitlosigkeit und Halsschmerzen.
Zitronenöl hilft bei der Bildung von weißen Blutkörperchen, wirkt fiebersenkend, herzstärkend, blutstillend, entschlackend, wirkt der Übersäuerung des Körpers entgegen.

In der Duftlampe:
Wirkt luftreinigend (gegen Zigarettenrauch und Fischgeruch).
Gibt gerade in der Winterzeit der Seele frischen Schwung und befreit sie von depressiven Stimmungen und Alltagslasten.

Zypresse

FAMILIE: Zypressengewächse.
VORKOMMEN: Mittelmeerraum, Afrika.
LATEINISCHER NAME: Cupressus sempervirens.
VERWENDETER PFLANZENTEIL: Nadeln und Zapfen.
GEWINNUNG: Wasserdampfdestillation,
Ausbeute ca. 0,9–1,2% ätherisches Öl.
INHALTSSTOFFE: Pinen, Camphen, Sylvestran, Cymen, Sabinol.
DUFT: würzig, rauchig, holzig.

Anwendung äußerlich:
Mit Alkohol (Weingeist) gemischt (3–5 Tropfen auf 10ml Alkohol) als
Badezusatz (ein Eßlöffel auf ein Wannenbad)
• bei Hämorrhoiden,
• bei zu starkem Schwitzen (hemmt die Geruchsbildung).

Als Fußbad (10–15 Tropfen in warmes Wasser) gegen Schweißfüße.

Mit Pflanzenöl gemischt (3–5 Tropfen auf 10 ml Öl)
• als Einreibung gegen Hämorrhoiden (betroffene Stellen 2mal täglich
  betupfen),
• als Massageöl gegen Zellulitis,
• als Einreibung bei Hunden vertreibt es Flöhe und verhindert gerade
  im Sommer den penetranten Hundegeruch.

1–2 Tropfen auf ein Taschentuch (inhalieren) wirken lindernd bei
Asthmaanfällen und Keuchhusten.

Anwendung innerlich:
2–3 Tropfen auf einem Teelöffel Honig oder mit Kräutertee gemischt
helfen bei Husten, Heiserkeit, Keuchhusten, Wechselbeschwerden,
Grippe, Durchfall, Menstruationsbeschwerden, Krampfadern und
Hämorrhoiden.
Das Öl wirkt antiseptisch, adstringierend, krampflösend, venenstär-
kend, nervenstärkend, harntreibend und schweißhemmend.

In der Duftlampe:
- hält Insekten fern,
- erhöht die Konzentrationsfähigkeit,
- wirkt nervenstärkend und beruhigend.

Der Teebaum

Was ist Teebaumöl?

Da das Teebaumöl sehr viele unterschiedliche Einsatzgebiete hat, möchten wir diesem Öl ein eigenes Kapitel widmen.

Name Teebaumöl ist die Essenz des australischen Teebaums, die durch Destillation der Blätter von Melaleuca alternifolia gewonnen wird.

Der Name »Teebaum« entstand 1770, als Captain Cook Australien entdeckte. Die Mannschaften seiner Schiffe brühten aus den Blättern einen Tee-Ersatz.

Vorkommen Es gibt über 200 Arten des Teebaums, jedoch nur eine besitzt medizinisch wirksame Eigenschaften. Die natürlichen Vorkommen des Teebaums finden wir an der Nordküste von Neusüdwales, Australien.

Die Blätter von Melaleuca alternifolia wurden von den Aborigines jahrhundertelang verwendet. Sie zermahlten die Blätter und verarbeiteten sie zu Brei, mit dem sie Wunden behandelten. Zerstoßene Blätter wurden auch zur Abwehr von Insekten verwendet.

Verwendung Die reine Essenz des Teebaums ist farblos, gelegentlich blaßgelb und verströmt einen angenehmen, typischen Geruch. Sie ist eine außerordentlich vielschichtige Substanz, zusammengesetzt aus mindestens achtundvierzig organischen Bestandteilen.

Die Bäume in Nordaustralien haben einen hohen Terpinen-4-ol-Gehalt und wenig Cineol, während die Bäume im Süden einen höheren Cineolgehalt aufweisen, so daß das Öl von Teebäumen aus der Gegend von Port Macquarie einem cineolreichen Eucalyptusöl ähnelt. Cineol besitzt günstige Heileigenschaften und lindert die Symptome von Erkältungskrankheiten, aber es reizt Haut und Schleimmembrane und kann deswegen weder zur Wundheilung noch bei der Bekämpfung von Entzündungen eingesetzt werden.

Eigenschaften

Die Mindestanforderungen für Melaleuca-Öl der australischen Gesundheitsbehörde (nach Eich-nummer AS 2782-1985) verlangen inzwischen, daß der Terpinen-4-ol-Gehalt mehr als 30% der Gesamtmasse ausmachen muß, während ihr Ci-neolgehalt unter 15% liegen muß.

Die Bäume, die Teebaumöl von bester Qualität hervorbringen, wachsen in den entlegenen Feuchtgebieten in der Umgebung des Bunga-walbyn Creek in der Nähe von Ballina an der Nordküste von Neusüdwales, wo 1976 die Thurs-day Plantation gegründet wurde. Die Anpflan-zung ausschließlich der feinsten Bäume dieser Plantage garantiert einen beständigen Vorrat von Teebaumöl von höchster Qualität.

Beste Qualität

Unabhängige Laboruntersuchungen haben in den Ölen von Thursday Plantation durchgängig einen Terpinen-4-ol-Gehalt von mehr als 40% und einen Cineolgehalt von weniger als 4% nach-gewiesen.

Während das australische Teebaumöl (Melaleuca alternifolia) sich in seiner reinen Form vielfältig anwenden läßt, wird es darüber hinaus in einer Mischung angeboten, die 15% reine Essenz enthält. Die Mischung besitzt eine Reihe von Vor-teilen. Vor allem ist sie milder und verfügt doch über dieselben hochwirksamen Stoffe des Kon-zentrats.

Mischung

Die Geschichte des Teebaumöls

Die australischen Buschmänner durchstreiften mehr als 35 000 Jahre in Einklang mit der Natur den gesamten Kontinent. Sie sammelten Früchte und Samen von verschiedenen Bäumen und gruben **Heilmittel der** Wurzeln aus. Diese naturverbundenen Menschen **Eingeborenen** behandelten – in Ermangelung der bei uns verbreiteten Medikamente – Krankheiten und Wunden mit Hilfe von heilkräftigen Pflanzen. Ein Großteil ihrer Kenntnisse ging mit der Ausrottung der Stämme verloren. Jedoch testeten einige weiße Siedler die Heilmittel der Eingeborenen an sich selbst und beobachteten erstaunlich positive Ergebnisse.

Die Angehörigen des Bundjalung-Stammes im Nordosten des heutigen Neusüdwales kannten die Heilkräfte des Teebaums. Mit ihren Blättern behandelten sie Wunden und Hautinfektionen. Sie zermahlten die Blätter, legten sie auf die Wundstellen und bedeckten sie mit warmem Schlamm.

Später nutzte der weiße Mann, der das begehrte Holz der Regenwälder verwerten wollte, diese Art der Behandlungsmethode, da Ärzte viel zu weit entfernt waren. Die später ins Land strömenden Siedler, die mit den starken Wurzeln der Teebäu**Nutzung** me kämpften, um das Land urbar zu machen, **durch die** waren froh über die heilende Wirkung der Tee**Weißen** baumblätter, wenn sie sich verletzt hatten oder an Infektionen litten.

Erst die künstlich hergestellten Medikamente verdrängten die natürlichen ätherischen Öle. In unserer Zeit jedoch vertrauen die Menschen wieder stärker der Naturheilkunde, da bei synthetisch hergestellten Arzneimitteln schädliche Nebenwirkungen möglich sind. Teebaumöl wird heute in vielen Reformhäusern, Naturkostläden und Apotheken angeboten.

In den zwanziger Jahren unseres Jahrhunderts begann man, Teebaumöl genauer zu untersuchen. 1930 erschien in einer Fachzeitschrift der australischen Ärzteschaft ein interessanter Artikel von E. Morris Humphery, der feststellte, daß zwei Tropfen Teebaumöl in einem Glas Wasser hervorragend gegen eine beginnende Halsentzündung helfen, wenn man damit gurgelt.

Hilfe gegen Entzündungen

Ebenso wies er darauf hin, daß die Essenz bei Entzündungen im Nasen- und Rachenbereich Linderung bringt. Die damaligen Mediziner waren sehr beeindruckt von den vielfältigen Anwendungsmöglichkeiten der Blätter des australischen Teebaums.

Auch andere Länder, beispielsweise Amerika und England, zeigten Interesse an der Heilkraft dieses neuentdeckten Mittels.

Teebaumöl wurde nun überall dort eingesetzt, wo eine Behandlung mit anderen Arzneien bereits gescheitert war, also bei diabetischem Brand, Hautflechten, in der Zahnmedizin, in der Gynäkologie und bei Hautpilzen. Die Vorräte an Teebaumöl waren jedoch zu gering, um die wachsende Nachfrage zu bewältigen, da der Anbau noch am Beginn stand und die Blätter mit der Hand geerntet wurden. Einer der ersten, der den Teebaum kommerziell nutzte, indem er die natürlichen Wachstumsgebiete erschloß, war H. James, Geschäftsführer der Australian Essential Oils Ltd.

Kommerzielle Nutzung

Während des Zweiten Weltkrieges wurden alle vorhandenen Vorräte vom Kriegsministerium aufgekauft. Teebaumöl wurde den Heilölen gegen Schnittwunden beigemischt, um Hautinfektionen vorzubeugen.

Später erfanden Wissenschaftler künstlich hergestellte keimtötende Mittel, die man in großen Mengen und viel schneller erzeugen konnte. Des-

Verdrängung durch chemische Mittel

halb verdrängten sie das natürliche Öl bald zur Gänze.

In der Folgezeit waren chemische Mittel wesentlich beliebter als natürliche. Erst in den späten sechziger Jahren stellte man fest, daß synthetische Heilmittel nicht mehr die erwünschte Wirkung zeigten, da sich der Organismus an sie gewöhnt hatte. So besann man sich wieder auf Naturprodukte und die natürliche Essenz des Teebaums.

In den siebziger Jahren begann Christopher Dean Teebäume gezielt anzubauen. Da der Pachtvertrag für seine Teebaumplantage an einem Donnerstag unterzeichnet wurde, nannte er sein Unternehmen Thursday Plantation.

Zunächst verkaufte die Familie Dean ihr Teebaumöl auf Sonntagsmärkten. Schon bald interessierten sich Naturkostläden aus ganz Neusüdwales für dieses Produkt. Da die Nachfrage ständig stieg, stellte Dean »Teebaum-Schnitter« ein, die die Thursday Plantation zusätzlich mit wildwachsenden Teebaumblättern versorgten.

Creme und Seife

In Australien gibt es heute außer reiner Teebaum-Essenz eine antiseptische Creme gegen Hautreizungen und eine Seife für die sanfte Hautpflege, die eine wesentlich stärkere keimtötende Wirkung hat als die Desinfektionsseifen auf Karbolsäurebasis. Die Seife auf Teebaumölbasis eignet sich zur Behandlung von Akne und leichten Hautentzündungen.

Ernte und Herstellung des Teebaumöls

Der Baum Melaleuca alternifolia ist ein dünnrindiges Gewächs mit schmalen, hellgrünen Blättern. Die weißen Siedler haben immer wieder versucht, die Teebäume zu schlägern, um das Land für den

Zuckerrohranbau und die Rinderzucht urbar zu machen. Es war sehr schwierig, die Teebäume zu entfernen, denn auch wenn man alle Äste und Zweige abschneidet und nur noch ein Stumpf übrigbleibt, wachsen unglaublich schnell neue Triebe nach. Für die Herstellung von Teebaumöl ist diese Eigenschaft natürlich ein großer Vorteil. Man kann die Bäume vollkommen abernten, ohne neue Bäume anzupflanzen. Das regelmäßige Ausschneiden kräftigt sogar das Wachstum.

Ernte

Die Teebaum-Schnitter drücken mit einer Hand die Zweige nach unten und rasieren mit einer Machete in der anderen Hand die Blätter ab. Ein fleißiger Schnitter erntet pro Tag bis zu einer Tonne Blätter. Diese werden in Jutesäcke gefüllt und zu den Destillieröfen gebracht. Das ätherische Öl wird durch Dampfdestillation gewonnen. Der Öldampf wird durch eine Kühlschlange geleitet, die in kaltem Wasser liegt. Dabei verflüssigt sich der Öldampf. Er wird in einem Behälter gesammelt, in dem das Öl auf dem Wasser schwimmt und so abgeschöpft und gefiltert werden kann. Danach wird das Öl einer Qualitätskontrolle unterzogen. Aus einer Tonne Blätter gewinnt man ungefähr 10 l Teebaumöl.

Verarbeitung

Praktische Anwendung

Wegen der stark desinfizierenden und heilenden Wirkung dieses hochwertigen ätherischen Öls gibt es eine Vielzahl von Verwendungsmöglichkeiten. Trotz der desinfizierenden Wirkung brennt Teebaumöl selbst auf sehr empfindlichen Stellen (zum Beispiel auf Schleimhäuten) nicht. Nur bei sehr sensibler Haut kann es zu leichtem Brennen kommen.

Akne

Akne ist eine sehr unangenehme Erkrankung der pubertären Haut. Da das Teebaumöl ein starkes Antiseptikum ist, eignet es sich gerade für diese Art der Hautentzündung; es lindert den Juckreiz und kann bei regelmäßiger Anwendung zur vollständigen Heilung führen.

ANWENDUNGSTIPS

Intensivbehandlung

Die ersten zwei bis drei Tage betupfen Sie die Pickel dreimal täglich mit einem Wattestäbchen, welches vorher in Teebaumöl getränkt wurde.

Nachdem Sie diese Intensivbehandlung zwei bis drei Tage durchgeführt haben, genügt es, wenn Sie 3–6 Tropfen des Teebaumöls in warmes Wasser geben und damit jeden Morgen das Gesicht reinigen. Zur Abendbehandlung verwenden Sie folgendes Gesichtswasser:

Nehmen Sie 15 ml reinen Alkohol (Weingeist) und geben Sie 40 Tropfen Teebaumöl dazu. Diese Mischung wird mit 85 ml destilliertem Wasser aufgegossen. Das fertige Gesichtswasser füllen Sie in eine braune Glasflasche. Vor jeder Anwendung kräftig schütteln.

Arthritis

Diese Erkrankung ist eine Entzündung der Gewebe in einem oder mehreren Gelenken, die im allgemeinen Schmerzen und Schwellungen hervorruft.

Erste Hilfe bei Schmerzen

Als Erste Hilfe zur Schmerzstillung empfiehlt sich folgende MASSAGEÖLMISCHUNG:

100 ml kaltgepreßtes Pflanzenöl werden mit 40 Tropfen Teebaumöl gemischt.

Diese Mischung massieren Sie tief in die Haut ein, und Sie werden eine spürbare Erleichterung feststellen. Da das Teebaumöl eine leicht betäubende Wirkung hat, kann es auch arthritische Schmerzen lindern.

Blasenkatarrh

Blasenkatarrh ist eine Infektion der Blase, die von einem Krankheitserreger hervorgerufen wird, der meist aus dem Darm über die Harnröhre in die Blase gelangt ist. Da die Harnröhre bei Frauen kürzer ist und ihr Ausgang näher am After liegt als bei Männern, leiden sie im allgemeinen häufiger unter Blasenkatarrh als Männer. Zu den typischen Symptomen gehören häufiges Harnlassen, trüber **Symptome** Urin und Schmerzen beim Urinieren. Es kann gelegentlich auch zu erhöhter Temperatur kommen. Eine Untersuchungsreihe mit Teebaumöl bei Blasenkatarrh führte zur Erkenntnis, daß das ätherische Öl von Melaleuca alternifolia (Teebaum) chronischen, von Kohlebakterien ausgelösten Blasenkatarrh auszuheilen vermag. Teebaumöl reizt die Schleimhäute nicht, ist im allgemeinen sehr verträglich und weist eine starke keimtötende Wirkung auf.

ANWENDUNGSTIP
Nehmen Sie vor den Mahlzeiten 3 mal täglich einen Teelöffel Honig mit 1–2 Tropfen Teebaumöl zu sich.

Furunkel und Abszesse

Bei einem Abszeß handelt es sich um einen lokalen Infektionsherd. Bildet sich ein Abszeß um einen Haarbalg, so bezeichnen wir es als Furunkel. Dieses beginnt meist nach 2–3 Tagen zu eitern.
Furunkel treten meistens an behaarten oder durch **Gefährdete** Reibung besonders beanspruchten Körperstellen **Körperstellen** auf, also zwischen den Beinen, in den Achselhöhlen, im Nacken, in den Nasenhöhlen und in der Gesäßfalte.
Wenn ein Furunkel aufplatzt, ist es besonders wichtig, darauf zu achten, daß die Infektion sich nicht auf andere Körperstellen ausbreitet. Außer-

85

dem sollte auch vermieden werden, daß es sich auf andere Familienmitglieder überträgt.

ANWENDUNGSTIPS

Das Furunkel 3mal täglich mit einem Wattestäbchen, welches in Teebaumöl getränkt wurde, kräftig betupfen. Ist das Furunkel aufgegangen, vermischen Sie das Teebaumöl mit Wasser oder Alkohol und reinigen damit den Bereich um die offene Wunde. Danach geben Sie einige Tropfen ätherisches Öl auf ein Pflaster und bedecken damit die offene Wunde. Es ist wichtig, bei einem geplatzten Furunkel alle Kleidungsstücke, Bettbezüge und **Desinfektion** Handtücher zu desinfizieren. Auch für diese Behandlung eignet sich Teebaumöl hervorragend. Geben Sie in das letzte Spülwasser 25 ml Teebaumöl zur Abtötung der Keime.

Kopfläuse

In Schulen und Kindergärten treten in letzter Zeit Kopfläuse, die man jahrelang für ausgerottet hielt, wieder vermehrt auf.

Diese kleinen Störenfriede saugen Blut (gewöhnlich von der Kopfhaut) und verursachen starken **Übertragung** Juckreiz. Kopfläuse springen leicht von einem Kind auf das andere über und machen selbst vor dem saubersten Kopf nicht halt. Besonders lästig ist, daß man ihre Eier auf den ersten Blick kaum wahrnehmen kann, diese fest an den Haaren hängen und fast nicht zu beseitigen sind. Wer seine Kinder vor chemischen Shampoos schützen möchte, kann den Kopfläusen auch mit Teebaumöl beikommen.

ANWENDUNGSTIPS

Nehmen Sie 200 ml Shampoogrundlage (erhältlich in Apotheken und Drogerien) und mischen Sie 30 Tropfen Teebaumöl dazu. Fest schütteln und mindestens 3mal in der Woche die Haare damit waschen.

Für die tägliche Pflege bereiten Sie folgendes Haarwasser zu: 50 ml Alkohol (Weingeist) werden mit
30 Tropfen Teebaumöl gemischt, dieser Lösung
fügen Sie 50 ml destilliertes Wasser hinzu. Kräftig
schütteln und vor dem Schlafengehen die Haare
damit einreiben.

Haarwasser

Herpes (Fieberblasen, Bläschenausschlag)
Der Begriff Herpes faßt eine umfangreiche Gruppe
von Viren zusammen. Zu den bekannteren Arten
von Herpes gehören die Fieberblasen und der
Bläschenausschlag an den Geschlechtsorganen.
Fieberblasen sind entzündete, bläschenartige
Wundstellen, die zumeist nahe den Lippen oder
im Gesicht auftreten und etwa eine Woche lang
andauern. Fieberblasen sind infektiös, das heißt,
sie können sich über den eigenen Körper ausbrei-
ten und auch andere Menschen anstecken.

**Krankheits-
verlauf**

Genitaler Herpes ist eine Bläschenbildung an den
Geschlechtsorganen. Diese Geschlechtskrankheit
tritt in der heutigen Zeit immer häufiger auf. Bei
dieser Krankheit kommt es zu starkem Jucken und
zur Rötung an den Geschlechtsorganen. Es bilden
sich kleine Bläschen, die stark schmerzen können.
Die auslösenden Faktoren für diese Erkrankung
sind Streß und andere Infektionsherde im Körper.
Genitaler Herpes ist sehr ansteckend und wird
durch den Geschlechtsverkehr übertragen. Wie bei
Fieberblasen spricht auch diese Krankheit nicht auf
Antibiotika an. Man beschränkt sich darauf, die
Schmerzen und den Juckreiz zu lindern und die
Infektion einzudämmen.
ANWENDUNGSTIPS
Bei Fieberblasen:
Mehrmals täglich das Teebaumöl pur auf die Fie-
berblasen auftragen. Es brennt nicht, lindert aber
den Schmerz, wirkt antiseptisch, verhindert die

Badewasser

Ausbreitung des Infektionsherdes und läßt die Bläschen schneller austrocknen.

Bei Herpes genitalis:

Fügen Sie dem Badewasser 30 Tropfen Teebaumöl hinzu. Mischen Sie 10 ml Alkohol (Weingeist) mit 30 Tropfen Teebaumöl, geben zu dieser Mischung 90 ml destilliertes Wasser und beträufeln oder besprühen Sie mit dieser Mixtur die betroffenen Körperstellen.

Infektionen der Atemwege

Erkältungen

Grippe, Halsentzündung und Erkältung sind jene Krankheiten, die uns – durch Virusinfektionen übertragen – am häufigsten heimsuchen. Gerade in Grippezeiten ist es sehr wichtig, immer ein Fläschchen Teebaumöl zu Hause zu haben. Ist die Nase verstopft, geben Sie ein paar Tropfen auf ein Taschentuch, und Sie bekommen wieder Luft. Auch zur Herstellung eines Desinfektionssprays ist Teebaumöl durch seine keimtötende Wirkung geeignet.

ANWENDUNGSTIPS

Bei Erkältung:

Füllen Sie ½ l heißes Wasser in eine Schüssel und geben Sie 5 Tropfen Teebaumöl dazu. Bedecken Sie Ihren Kopf mit einem Frotteetuch und halten sie ihn über die Schüssel. Atmen Sie die Dämpfe 10 Minuten tief ein. Vor dem Schlafengehen reiben Sie Brust und Rücken mit einigen Tropfen Teebaumöl ein. Bei ständigem Hustenreiz geben Sie 3 Tropfen Teebaumöl auf einen Teelöffel Honig und lassen Sie diese Mischung im Mund zergehen.

Bei Halsentzündung:

Geben Sie in ein Glas warmes Wasser 6 Tropfen Teebaumöl und gurgeln Sie damit 2 mal täglich. Auch die Einnahme von 3 Tropfen Teebaumöl in einem Glas Zitronensaft wird empfohlen.

Da alle Infektionen ansteckend sind, ist es ratsam, in Grippezeiten die Wohnräume 2mal täglich mit folgendem Desinfektionsspray zu desinfizieren: Mischen Sie 100 ml Alkohol (Weingeist) mit 50 Tropfen Teebaumöl und fügen Sie dieser Mischung 100 ml Wasser hinzu. Diese Mixtur kräftig schütteln und in eine Sprühflasche abfüllen. Vor dem Gebrauch immer schütteln.

Desinfektion

Insektenstiche

Im Sommer, wenn man viel Zeit im Freien verbringt, wird man leider häufig von den verschiedensten Insekten gestochen oder gebissen. In Australien weiß man schon seit Jahrhunderten, daß Teebaumöl nicht nur ein natürliches Insektenabwehrmittel ist, sondern auch auf Stiche und Bißwunden aufgetragen den Juckreiz abschwächt und möglichen Infektionen vorbeugt. Besonders Kinder sind dieser Gefahr immer wieder ausgesetzt, da sie die juckenden Insektenstiche häufig blutig kratzen. Da aber Teebaumöl äußerst hautfreundlich ist, kann man bedenkenlos dieselbe Stelle immer wieder damit einreiben, ohne eine Reizung der Haut befürchten zu müssen. Auch Zecken lassen sich mit Teebaumöl leicht entfernen, wenn Sie einige Tropfen Öl auf die Zecke geben. Die Zecke stirbt ab, und die Bißstelle wird desinfiziert. Auch auf schmerzhafte Bienen- und Wespenstiche aufgetropft bringt das Teebaumöl Erleichterung.

Hilfe gegen Juckreiz und Infektion

ANWENDUNGSTIPS

Zur Insektenabwehr:

Mischen Sie in 50 ml kaltgepreßtes Pflanzenöl 30 Tropfen Teebaumöl und 5 Tropfen Nelkenöl. Füllen Sie diese Mixtur in eine braune Glasflasche und schütteln Sie diese kräftig. Dieses natürliche Insektenabwehrmittel ist auch für sehr empfindliche Haut geeignet.

Nach einem Insektenstich oder -biß:
Mehrmals täglich mit einigen Tropfen Teebaumöl
die betroffene Hautstelle behandeln.

Fußpilz
Gerade bei Pilzinfektionen leistet die keimtötende
Eigenschaft des Teebaumöls gute Dienste. Pilz-
krankheiten sind äußerst infektiös und breiten sich
in Hallenbädern und öffentlichen Badeanstalten
besonders leicht aus. Der Fußpilz macht sich durch
Symptome folgende Krankheitssymptome bemerkbar: Die
Haut zwischen den Zehen quillt auf, blättert und
schält sich ab. Um die Zehen und auf den Sohlen
brechen kleine Entzündungsbläschen auf.
ANWENDUNGSTIP
Vor dem Schlafengehen nehmen Sie ein Fußbad
mit 30 Tropfen Teebaumöl. Danach reiben Sie die
Füße mit folgender Mischung ein: 50 ml Alkohol
(Weingeist) und 30 Tropfen Teebaumöl.

Schnittwunden und Hautabschürfungen
Kleine Schnitte und Hautabschürfungen müssen
nicht behandelt werden, lediglich eine gründliche
Desinfektion Reinigung mit einem Desinfektionsmittel ist notwendig, um die Wunde vor möglichen Infektionen
zu schützen. Unglücklicherweise verursachen die
meisten dieser Mittel ein Brennen auf der Wunde,
so daß sie größere Schmerzen verursachen als die
Wunde selbst.
Teebaumöl ist ein hervorragendes Antiseptikum. Es
tötet sogar in einer Verdünnung von 1:100 Bakterien ab.
ANWENDUNGSTIP
Mischen Sie 10 Tropfen Teebaumöl mit einem
Eßlöffel Wasser und reinigen Sie die Wunde mit
dieser Lösung.

Vaginale Entzündungen

Für Entzündungen von Scheide und Schamlippen, die meist von Rötungen, Juckreiz und Ausfluß begleitet sind, gibt es eine Reihe von Ursachen. Sehr verbreitet sind Soor (ein Hefepilz namens Candida albicans) und Trichomonaden. Diese Infektionen entstehen immer dann, wenn das Immunsystem durch Antibiotika oder seelische Probleme aus dem Gleichgewicht geraten ist oder wenn sich der Säuremantel der Vaginalschleimhaut durch hormonelle Einflüsse verändert hat. Normalerweise hat diese Schleimhaut zum natürlichen Schutz gegen Infektionen ein saures Milieu. Nur in Zeiten der Empfängnisbereitschaft, der Schwangerschaft und bei Einnahme der Pille kommt es zur basischen Umwandlung. Die Gefahr einer Infektion ist in solchen Zeiten besonders groß. Auch zu häufiges Waschen des Intimbereichs mit Seife oder Intimlotionen oder die Verwendung von Intimsprays kann die Vaginalflora empfindlich stören.

Ursachen und Entstehung

ANWENDUNGSTIPS

Reinigung des Intimbereichs:
Geben Sie 5 Tropfen Teebaumöl in 1 l lauwarmes Wasser und waschen Sie damit den Genitalbereich. Achtung: Den Waschlappen täglich wechseln!

Tamponbehandlung:
Tauchen sie einen Tampon in Teebaumöl ein und führen Sie diesen in die Vagina ein. Morgens, mittags und abends wechseln. Während der Periode keine Behandlung durchführen.

Es ist ratsam, nach der Behandlung einen Frauenarzt aufzusuchen. Weiters wird ein Arztbesuch empfohlen, wenn spätestens nach einer Woche keine Besserung eintritt.

Zahnpflege
Auch zur Zahnpflege ist Teebaumöl bestens geeignet, da es die Bakterien in der Mundhöhle bekämpft und selbst den schlimmsten Mundgeruch zu beseitigen vermag. Zahnfleischentzündung, Kariesbildung und Zahnfleischschwund wird bei regelmäßiger Anwendung vorgebeugt. Diese Zahnprobleme werden am besten durch sorgfältiges **Mundwasser** Zähneputzen und regelmäßigen Gebrauch eines Mundwassers mit Teebaumöl verhindert.
ANWENDUNGSTIP
Geben Sie in ein Glas Wasser 3 Tropfen Teebaumöl und spülen Sie damit täglich abends den Mund.

Ätherische Öle – Tips und Tricks in der Anwendung

Mit ätherischen Ölen kann man – richtig angewendet – die unglaublichsten Erfolge erzielen. Es gibt einige Dinge, die man jedoch unbedingt beachten sollte:

Anwendung

Da ätherische Öle ein reines Naturprodukt sind, kann man die Reaktion auf den einzelnen nur bedingt vorhersehen. In der Aromatherapie, als reine natürliche Alternativmethode, die über die Seele, den Geruchssinn und den Geist wirkt, ist es wichtig, nur Öle anzuwenden, die für den Patienten im Geruch angenehm sind.

Das wirksamste Öl hat keine Wirkung, wenn der Patient den Geruch ablehnt. Auch die Dosierung ist nur ein Richtwert, da jeder Mensch, jede Haut und jede Nase anders reagiert. Kleine Kinder haben einen ausgeprägteren Geruchssinn als alte Menschen. **Achtung auf Geruch und Dosierung**

Hellhäutige haben eine viel sensiblere Haut als Dunkelhäutige. Frauen sprechen auf Dosierungen wesentlich stärker an als Männer.

Aus diesen Gründen ist es ganz wichtig, für jeden die richtige Dosierung mit dem richtigen Geruch zu finden. Durch häufigen Umgang mit ätherischen Ölen werden Sie diese so gut kennenlernen, daß Sie Rezepte auch nach Ihren persönlichen Bedürfnissen verändern können.

Wichtige Hinweise:
- Welche Art der Anwendung Sie auswählen, hängt davon ab, worauf Sie Lust oder wofür Sie Zeit haben, oder aber auch, wie schwer Ihre Erkrankung ist und wie intensiv die Anwendung sein soll. Bei einer Erkältung wirkt die Inhalation stärker als die Duftlampe.
- Bei ernsthaften Erkrankungen unbedingt den Arzt aufsuchen.
- Duftlampen nie in Reichweite von Kindern aufstellen.
- Bei der Dosierung lieber etwas weniger als zuviel nehmen – lassen Sie die Nase und die Haut entscheiden!

Riechprobe
- Bei der Behandlung von Familienmitgliedern lassen Sie den anderen durch eine Riechprobe entscheiden, welches der in Frage kommenden Öle ihm zusagt!
- Notieren Sie sich immer die Zusammensetzung Ihrer Mischung! Beschriften Sie die Flaschen der Mischungen mit Verwendungszweck, Inhalt und Datum!

Innere Einnahme

Ätherische Öle sind am einfachsten mit Honig einzunehmen, der in einer Tasse mit warmem Wasser oder Kräutertee aufgelöst wird.

Dosierung und Behandlungsdauer Die Dosierung sollte jedoch 1–3 Tropfen nicht überschreiten, und die Behandlung sollte nicht länger als 3–4 Wochen hintereinander durchgeführt werden. Im Zweifelsfall ist es besser, sich an einen Naturheiler oder an einen mit ätherischen Ölen vertrauten Arzt zu wenden.

Bei der Einnahme folgender Öle seien Sie bitte besonders vorsichtig:

Anis, Fenchel, Muskatnuß, Nelke, Origanum, Salbei, Thymian und Zimt.
Die Einnahme folgender Öle ist unbedenklich:
Pfefferminze, Teebaum, Lavendel.

Die Duftlampe

Die Duftlampe ist die einfachste Methode, ätherische Öle für Ihr Wohlbefinden einzusetzen. Sie können damit in jedem Raum die Atmosphäre zaubern, die Sie sich gerade wünschen.
Duftlampen werden mit Teelichtern oder elektrisch betrieben. Die Verdunstungsschale darf nicht zu klein sein, sonst ist das Wasser zu schnell verbraucht, und das Öl verbrennt. Der Abstand von der Wärmequelle (Teelicht) sollte mindestens 10 cm betragen und das Wasser nicht wärmer als 50–55 Grad werden. Das Wasser darf nicht sieden, sonst verändern sich Duftqualität und Wirkung.

Gebrauchsanweisung

• Zuerst warmes Wasser in die Verdunstungsschale geben, dann erst die ätherischen Öle hineintropfen.
• Die Anzahl der Tropfen richtet sich nach der Raumgröße: für 5 qm Raumgröße 5 Tropfen ätherisches Öl.
• Die Duftlampe nur unter Aufsicht brennen lassen.
• Die Reinigung der Duftlampe erfolgt am besten mit Seife und anschließendem Nachspülen mit Essig.

Einige Rezepte für die Duftlampe

Kinderzimmer:	2 Tropfen Zimt,
	3 Tropfen Mandarine,
oder	4 Tropfen Bergamotte,
	2 Tropfen Sandelholz,

Anwendungs-gebiete

	2 Tropfen Mandarine,
	1 Tropfen Salbei.
Arbeitszimmer:	4 Tropfen Zitrone,
	2 Tropfen Rosmarin,
oder bei dicker Luft:	5 Tropfen Grapefruit,
	2 Tropfen Lavendel,
	2 Tropfen Zypresse,
	3 Tropfen Mandarine.
Bei Computerarbeit:	5 Tropfen Lemongras,
	5 Tropfen Limette,
	1Tropfen Ingwer,
	5 Tropfen Rosmarin.
Wohnraum:	3 Tropfen Zitrone,
	3 Tropfen Orange,
	2 Tropfen Petitgrain,
	1 Tropfen Lemongras.
Für Winternächte:	2 Tropfen Neroli,
	1 Tropfen Rose,
	1 Tropfen Ylang-Ylang,
	1 Tropfen Ingwer,
	2 Tropfen Sandelholz.
Für sinnliche Stunden:	2 Tropfen Ylang-Ylang,
	1 Tropfen Rose,
	2 Tropfen Sandelholz,
	2 Tropfen Patchouli,
	3 Tropfen Bergamotte,
	2 Tropfen Limette.
Advent:	4 Tropfen Mandarine,
	4 Tropfen Orange,
	2 Tropfen Zimt,
	2 Tropfen Nelke.
Krankenzimmer:	7 Tropfen Teebaum,
	5 Tropfen Eucalyptus.
Schlafzimmer:	3 Tropfen Melisse,
	3 Tropfen Lavendel,
	3 Tropfen Ylang-Ylang,
	2 Tropfen Neroli.

Zur Insektenabwehr: 7 Tropfen Nelke,
5 Tropfen Geranium.

Schnelle Hilfe

Bei Asthma: 1 Tropfen Lavendel, **Gegen**
1 Tropfen Weihrauch. **Krankheiten**
Bei Bronchitis: 1 Tropfen Thymian,
1 Tropfen Lavendel.
Bei Niesanfällen: 1 Tropfen Anis,
1 Tropfen Lavendel.
Bei Reiseübelkeit: 1 Tropfen Pfefferminze,
1 Tropfen Lavendel.
Bei Schnupfen: 1 Tropfen Eucalyptus,
1 Tropfen Teebaum.
Das ätherische Öl auf ein Taschentuch geben und
bei Bedarf immer wieder daran riechen

Inhalation

Man gibt in eine Schüssel heißes Wasser und die
im Rezept angegebene Mischung ätherischer Öle. **Gebrauchs-**
Kopf und Schüssel mit einem Frottetuch abdecken **anweisung**
und die Dämpfe langsam und tief – möglichst
durch die Nase – 5–7 Minuten lang einatmen. Das
Gesicht gut abtrocknen und mindestens 1 Stunde
nicht ins Freie gehen, da sonst die Gefahr einer
Verschlimmerung der Beschwerden besteht. Je
nach Bedarf die Behandlung 2–3 mal täglich anwenden.

Das Bad

Die Wassertemperatur sollte bei einem Vollbad
35–38 °C betragen.
Die ätherischen Öle können Sie gemäß dem Re-

zept in 100–200 ml Schlagobers oder Milch mischen oder auch mit einem Eßlöffel Honig verrühren. Auch die Shampoogrundlage der Firma Styx ist eine ideale Hilfe, um die ätherischen Öle mit dem Badewasser zu verbinden.

Die entspannende Wärme und das Geborgenheitsgefühl im wohligen Wasser unterstützen die Bereitschaft des Körpers, sich den Wirkungen der ätherischen Öle zu öffnen. Die optimale Badedauer beträgt 10–15 Minuten, anschließend sollte man sich gut abtrocknen und 1 Stunde Bettruhe genießen.

Wirkungen

Aphrodisisches Bad:	5 Tropfen Ylang-Ylang, 3 Tropfen Jasmin, 2 Tropfen Sandelholz.
Belebendes Bad:	5 Tropfen Rosmarin, 3 Tropfen Kiefernnadel, 2 Tropfen Basilikum.
Depressionsbad:	5 Tropfen Bergamotte, 3 Tropfen Ylang-Ylang, 2 Tropfen Orange.
Einschlafbad:	5 Tropfen Lavendel, 3 Tropfen Kamille, 2 Tropfen Neroli.
Erkältungsbad:	5 Tropfen Eucalyptus, 3 Tropfen Teebaum, 2 Tropfen Fichtennadel.
Entschlackungsbad:	3 Tropfen Wacholder, 3 Tropfen Geranium, 3 Tropfen Zitrone, 1 Tropfen Sandelholz.
Morgenbad:	5 Tropfen Rosmarin, 3 Tropfen Zitrone, 2 Tropfen Cajeput.
Nervenbad:	5 Tropfen Melisse, 3 Tropfen Lavendel, 2 Tropfen Petitgrain.

Zellulitisbad:	5 Tropfen Zitrone,
3 Tropfen Wacholder,
2 Tropfen Zypresse.

Massage

Bei der Aromatherapie-Massage sind die Streich-
bewegungen und der Körperkontakt die Haupte-
lemente, um die Wirkung der ätherischen Öle zu
verstärken. Durch diese sanfte Massage werden die
Lymphdrainage und die Blutversorgung des ent-
sprechenden Gebietes verbessert. Es werden negative Gefühle abgebaut, Schlacken entfernt und
Muskelschmerzen verringert. Die in den Rezepten
angegebenen Mischungen von Körperölen in eine
braune Glasflasche füllen und gut schütteln. Bitte
vermerken Sie auf der Flasche das Herstellungsda-
tum sowie die Inhaltsstoffe.

MASSAGE ZUM WOHLFÜHLEN   **Anwendungen**
Massieren Sie das Massageöl leicht am ganzen
Körper ein, solange es Ihnen angenehm ist.

BAUCHMASSAGE
Nehmen sie einen Eßlöffel Massageöl und verteilen
Sie dieses auf dem Bauch. Anschließend mit einer
Hand 5 Minuten sanft im Uhrzeigersinn einmassie-
ren.

RÜCKENMASSAGE
Ca. 1 Eßlöffel Massageöl mit beiden Händen auf
dem Rücken verteilen, beidseitig an der Wirbelsäu-
le entlang mit dem Daumen in kleinen kreisenden
Bewegungen einmassieren. Arbeiten Sie sich langsam vom Lendenbereich zum Nackenbereich
hoch. Oben angelangt mit den Handflächen den

Rücken in großen Kreisen abwärts wandernd ausstreichen. Diesen Vorgang mehrmals wiederholen, nach 10–15 Minuten beenden.

BEINMASSAGE
Geben Sie einen Eßlöffel Massageöl in beide Hände und verteilen Sie dieses auf beide Beine. Anschließend die Beine nacheinander von unten nach oben sanft massieren und ausstreichen. Vorsicht bei Krampfadern – dort keinen Druck ausüben!

FUSSMASSAGE
Einen Eßlöffel Massageöl in beide Hände geben und auf den Füßen und Fußsohlen verteilen; 5–7 Minuten kräftig massieren und ausstreichen.

Rezepte ENTSPANNENDES MASSAGEÖL
100 ml kaltgepreßtes Pflanzenöl gemischt mit
    4 Tropfen Sandelholz,
    2 Tropfen Geranium,
    4 Tropfen Orange,
    4 Tropfen Melisse,
    6 Tropfen Lavendel,
    2 Tropfen Zimt.

GESICHTSMASSAGEÖL
Löst verkrampfte Gesichtsmuskulatur und macht die Haut weich.
50 ml Jojobaöl werden gemischt mit
    8 Tropfen Orange,
    2 Tropfen Ylang-Ylang,
    2 Tropfen Rose.

MASSAGEÖL BEI MUSKELVERSPANNUNG
100 ml kaltgepreßtes Pflanzenöl gemischt mit

10 Tropfen Rosmarin,
7 Tropfen Lavendel,
5 Tropfen Wacholder.

Körperöle

NASENÖL
Tauchen Sie ein Wattestäbchen in das ätherische **Hilfe bei** Öl, reiben Sie vorsichtig die Nase von innen damit **Schnupfen** ein und verteilen Sie anschließend mit einem Finger das Nasenöl außen um die Nasenflügel. Diesen Vorgang wiederholen Sie dreimal täglich bis zum Abklingen der Beschwerden.
Bei Schnupfen bereiten Sie folgende Mischung:
10 ml kaltgepreßtes Pflanzenöl mischen Sie mit
5 Tropfen Eucalyptusöl,
5 Tropfen Pfefferminzöl,
5 Tropfen Teebaumöl.

BRUSTÖL
Bei Bedarf einen Eßlöffel auf Brust und Rücken verteilen und einreiben; anschließend warm anziehen. Bis zum Abklingen der Beschwerden dreimal täglich einreiben.
Brustöl bei Verkühlung:
100 ml kaltgepreßtes Pflanzenöl mischen Sie mit
20 Tropfen Eucalyptusöl,
20 Tropfen Pfefferminzöl,
10 Tropfen Teebaumöl,
2 Tropfen Nelkenöl.

Kalte Umschläge und Kompressen

Kalte Kompressen werden bei akuten Erkrankungen wie Prellungen, Zerrungen und Fieber ange-

Kalte und warme Kompressen wendet, warme Kompressen hingegen bei chronischen Erkrankungen.

Nehmen Sie für die Kompresse Wattepads oder saugfähige Tücher, für den Umschlag einen Waschlappen oder ein Handtuch. Tauchen Sie Kompresse oder Umschlag in die nach Rezept hergestellte Wasser-Öl-Mischung.

Achten Sie jedoch darauf, daß Sie das an der Oberfläche schwimmende Öl immer aufnehmen! Gut ausdrücken und auflegen. Den Vorgang 2–3mal täglich (bei akuten Beschwerden auch öfter) anwenden. Die Wasser-Öl-Mischung jedesmal neu ansetzen.

FIEBERWICKEL, KALT
½ l Wasser
wird gemischt mit
2 Tropfen Zitrone,
2 Tropfen Lavendel,
2 Tropfen Melisse,
2 Tropfen Eucalyptus.

SPORTKOMPRESSE, KALT
½ l Wasser
wird gemischt mit
2 Tropfen Wacholder,
2 Tropfen Rosmarin,
2 Tropfen Pfefferminze.

MAGEN-DARM-KOLIK, WARM
½ l Wasser
wird gemischt mit
2 Tropfen Kamille blau,
2 Tropfen Basilikum.

LEBERWICKEL, WARM
½ l Wasser
wird gemischt mit
2 Tropfen Rosmarin.

GESICHTSKOMPRESSE, WARM
½ l Wasser
wird gemischt mit   2 Tropfen Rose,
                     1 Tropfen Rosenholz,
                     1 Tropfen Mandarine.

Anwendung in der Küche

Die Menschen wußten schon sehr früh, daß Kräuter und Gewürze die Produktion von Magensäften, Verdauungssäften und Speichelenzymen anregen. In den südlicheren Ländern bedient man sich seit Jahrhunderten der keimtötenden Wirkung von Kräutern zum Konservieren von Lebensmitteln. Zur Verwendung in der Küche eignen sich folgende ätherische Öle: Basilikum, Bohnenkraut, Lavendel, Pfeffer, Nelke, Rosmarin, Thymian, Zimt. **Kräuter und Gewürze**

Verwendung im Haushalt

Mit ätherischen Ölen kann man auch im Haushalt wunderbare Erfolge erzielen.

MALERANSTRICH (hält Schimmelpilz und Insekten fern)
In einen Kübel (ca. 10 kg) Farbe geben Sie:
    20 Tropfen Lavendel,
    20 Tropfen Geranium.

MÖBELPOLITUR
Mischen Sie 50 ml Jojobaöl mit
    15 Tropfen Orange.

GESCHIRRSPÜLMITTEL
In 200 ml Shampoogrundlage mischen Sie

10 Tropfen Zitrone,
5 Tropfen Kamille blau.
Gut mischen und 200 ml Wasser beimengen.

SEIFENSPENDER
Geben Sie in 200 ml Shampoogrundlage
8 Tropfen Rosenholz,
4 Tropfen Geranium.

Reinigungs- ALS ZUSATZ INS WISCHWASSER
mittel Zum Reinigen von Fußböden und Möbeln geben
Sie einige Tropfen Lavendel, Zitrone oder Thymian
ins Wasser. Das riecht nicht nur gut, sondern ist
gleichzeitig desinfizierend.

ZUR WÄSCHEPFLEGE
Ätherische Öle sind keine fetten Öle und verursa-
chen daher keine Flecken.
Im Wäschetrockner:
Nach dem Schleudern 5 Tropfen ätherisches Öl
nach Wahl auf eines der Wäschestücke tropfen (am
besten auf einen Waschlappen oder ein Geschirr-
tuch) und mit in den Trockner geben.
Im Bügeleisen:
Wäscheduft 2–3 Tropfen ätherisches Öl nach Wahl dem Wasser
des Dampfbügeleisens beigeben. Das verleiht der
Wäsche einen herrlichen Duft.

MOTTENSCHUTZ
Um die Motten und anderes Ungeziefer vom Klei-
derschrank fernzuhalten, eignet sich am besten die
Anfertigung eines Duftkissens, welches Sie zwi-
schen die Wäsche legen. Man kann jedoch auch
Wattepads mit dem ätherischen Öl tränken.
Lavendelduftkissen:
Füllen Sie ein Stoffsäckchen mit Lavendelblüten
und beträufeln Sie diese mit

5 Tropfen Zedernholz, **Mottenschutz**
5 Tropfen Zypresse.
Wenn der Duft nachläßt, wiederholen Sie die
Behandlung mit dem ätherischen Öl.
Wattepads:
Beträufeln Sie die Wattepads mit
2 Tropfen Zedernholz,
2 Tropfen Lavendel.
Die Wattepads im Kleiderkasten verteilen und
alle 2 Wochen neu beträufeln.

INSEKTENBEKÄMPFUNG
Zur Abwehr von Gelsen eignet sich am besten
die Duftlampe.
Duftlampenmischung:
5 Tropfen Nelke,
5 Tropfen Geranium,
5 Tropfen Lavendel,
5 Tropfen Zedernholz.

AMEISENABWEHR
Ameisen können sehr lästig sein. Da die Bekämpfung mit synthetischen Produkten nicht
nur für die Umwelt schädlich ist, sondern auch
eine Gefahr für Kinder und Haustiere darstellt,
empfiehlt es sich, diese unangenehmen Hausbe-
wohner mit ätherischen Ölen zu vertreiben. **Ameisen**
Nehmen Sie 250 ml Alkohol (Weingeist) und
mischen Sie folgende ätherische Öle hinzu:
20 Tropfen Pfefferminze,
10 Tropfen Lavendel.
Die fertige Mischung mit 250 ml Wasser verdünnen. Füllen Sie diese Zusammensetzung in eine
Sprühflasche und besprühen Sie mit dieser Lösung
die Ameisenstraße. Dieser Vorgang kann beliebig
oft wiederholt werden, die Mischung sollte jedoch
vor jeder Anwendung aufgeschüttelt werden.

Zur Tierpflege

Alternative Tierpflege Da ätherische Öle vollkommen ungiftig sind, kann man sie auch als Alternative in der Tierpflege verwenden. Aber achten Sie bitte darauf, daß die Nase von Ihrem Haustier viel sensibler ist als die Ihre und dosieren Sie entsprechend vorsichtig.

ZECKEN
Diese lassen sich sehr leicht mit Teebaumöl, Lavendelöl oder Thymianöl entfernen. Geben Sie einen Tropfen unverdünntes Öl auf die Zecke und drehen Sie sie gegen den Uhrzeigersinn heraus.

WUNDBEHANDLUNG
Für Hunde und Katzen, die unter juckenden Ekzemen, Wunden oder Geschwüren leiden, bringt folgendes Öl zum Einreiben Erleichterung und sogar Heilung. Ein Nebeneffekt ist, daß die Tiere weniger von Zecken und Flöhen befallen werden. Ölmischung:
Mischen Sie 50 ml kaltgepreßtes Pflanzenöl mit
5 Tropfen Lavendel,
5 Tropfen Teebaum.
Reiben Sie die betroffenen Stellen 3mal täglich mit dieser Mischung ein, bis die Wunden abgeheilt sind.

Für die Pflanzenpflege

Auch der Ungezieferbefall Ihrer Zimmerpflanzen **Gegen** läßt sich mit ätherischen Ölen behandeln.
Ameisen und Ameisen und Blattläuse vertreiben Sie mit folgen-
Blattläuse der Mischung:
Mischen Sie 100 ml Alkohol (Weingeist) mit
15 Tropfen Lavendel,
15 Tropfen Teebaum,
5 Tropfen Thymian.

Zu diesem Ansatz geben Sie 400 ml Wasser und füllen Sie die gesamte Mischung in eine Sprühflasche. Damit besprühen Sie die Pflanzen 2–3mal täglich. Vor jedem Gebrauch die Mischung aufschütteln.

Pflanzenschutz

Anwendung der Aromatherapie in der Kosmetik

Aromakosmetik

Aromakosmetik ist Kosmetik mit natürlichen ätherischen Ölen, die eigentlich auch Ganzheitskosmetik genannt werden kann, da sie nicht nur auf die Haut, sondern auch auf Geist und Seele wirkt. Schönheitspflege mit ätherischen Ölen versucht nicht nur, unerwünschte Symptome zu unterdrükken oder abzudecken, sondern geht die diversen Probleme von der Wurzel her an, behandelt also **Schönheit** den ganzen Menschen, der die Problematik er- **von innen** zeugt, denn Schönheit kommt ja bekanntlich nicht **und außen** nur von außen, sondern auch von innen.

Diese »doppelte« Art der Kosmetik eignet sich hervorragend, gewisse Hautprobleme langfristig zu beseitigen, da nicht nur von außen positiv eingewirkt wird, sondern auch die innere Balance wieder hergestellt wird. Die Öle wirken nämlich über die Haut (und die Nase) direkt auf unser Nervensystem ein und berühren daher auch Seele und Geist.

Die Aromakosmetik ist die älteste Form der Schönheitspflege, denn bereits vor Jahrtausenden haben sich die Frauen mit ätherischen Wirkstoffen gepflegt. Gerade in der heutigen Zeit, in der die Chemie immer stärker unseren Lebensraum zer- **Natürliche** stört, steigt das Verlangen nach Natur und natürli- **Produkte** chen Produkten. Diesen Weg zurück zur Natur geht man auch immer öfter in der Kosmetik.

Aber warum gerade Aromakosmetik?

Wer kennt nicht den Ausdruck »sich in seiner Haut

wohlfühlen«? Die Haut ist der Spiegel unserer kör- **Die Haut –**
perlichen und seelischen Verfassung. Wer aussieht **ein Spiegel**
wie das blühende Leben, mit straffer, gut durchblu-
teter Haut ist wahrscheinlich gesund und rundum
zufrieden.

Gerade Frauen leiden heutzutage vermehrt unter
Streß, da sie oft durch Beruf, Familie und Haushalt
Doppel- und Dreifachbelastungen ausgesetzt sind.
Haut und Haare gehören zu den sensiblen Streß-
barometern; Symptome wie Hautunreinheiten,
Flecken und Ekzeme geben Aufschluß über den
seelischen Zustand.

Die Ganzheitskosmetik mit ätherischen Ölen ist
wahrscheinlich der beste Weg, sich gleichzeitig von
innen und außen wieder in Höchstform zu bringen.

Basen für Aromakosmetik

Da ätherische Öle starke Konzentrate der Pflanzen
sind, aus denen sie gewonnen werden, kann man
sie natürlich nur bedingt pur auf die Haut auftragen.

In der Aromakosmetik ist es wichtig, für die Wir- **Träger-**
kung der ätherischen Öle gute Trägersubstanzen zu **substanzen**
finden, da sie einerseits zu konzentriert sind und
andererseits zusammen mit pflanzlichen Ölen
(oder anderen angeführten Naturprodukten) besonders gut von der Haut aufgenommen werden
können.

Im nun folgenden Register finden Sie die besten
und wichtigsten Basen zum Mischen mit ätherischen Ölen. Wählen Sie einfach eine Ihrem Hauttyp entsprechende Trägersubstanz aus.

Avocadoöl

Da dieses Öl durch seine Beschaffenheit stark unserem Hautfett ähnelt, wird es sehr gut von der Haut aufgenommen, ohne einen häßlichen Fettfilm zu hinterlassen. Reich an Vitaminen wie zum Beispiel A, B, D, E, H und K enthält es zusätzlich noch Chlorophyll, Histidin und Lezithin.

Gegen trockene und schuppige Haut Avocadoöl ist besonders mild und macht die Haut angenehm weich. Ein Öl für die tägliche Anwendung, speziell bei trockener, schuppiger und älterer Haut.

Jojobaöl

Eigentlich handelt es sich dabei nicht um ein Öl, sondern um flüssiges Wachs. Nichtsdestotrotz gehört es zu den wertvollsten »Ölen« der Naturkosmetik. Es durchfeuchtet die Haut angenehm und gibt ihr einen schönen, seidigen Glanz.

Für jeden Hauttyp Jojobaöl eignet sich für jeden Hauttyp, speziell aber zur Pflege von trockener Haut, spröden Lippen, trockener Kopfhaut mit Schuppenbildung oder zur Pflege nach dem Sonnenbad. Die Wirkung von Jojobaöl ist stark entzündungshemmend und feuchtigkeitsspendend. Ein weiterer Vorteil dieses Öles liegt auch in der langen Haltbarkeit und am neutralen Eigengeruch.

Bei Ausgrabungen in ägyptischen Pyramiden wurde auch Jojobaöl als Grabbeigabe gefunden – in sehr gutem, nicht ranzigem Zustand.

Maiskeimöl

Dieses Öl mit besonders hohem Nährwert eignet sich für die irritierte und alternde Haut. Durch den hohen Vitamin-A-Gehalt ist es für die Regeneration der Haut unerläßlich. Ein weiterer Vorteil liegt auch hier wieder in der langen Haltbarkeit.

Mandelöl

Ein ausgezeichnetes Hautöl, das sich besonders für die empfindliche Haut, speziell auch zur Kinder- und Babypflege eignet. Die Wirkung des Mandelöles ist beruhigend, reizmildernd, glättend und pflegend. Es ist jedoch nur 2–3 Monate haltbar.

Kinder- und Babypflege

Olivenöl

Auf Grund der guten Heileigenschaften besonders geeignet für die irritierte, schuppige und trockene Haut. Der einzige Nachteil von Olivenöl ist der gewöhnungsbedürftige Eigengeruch.

Sesamöl

Ist für alle Hauttypen für die tägliche Pflege geeignet. Ein weiterer Vorteil von Sesamöl ist, daß es UV-Strahlen wegfiltert.

Sonnenschutz

Sojaöl

Dieses Öl ist eines der nährreichsten und fettesten Öle, die es gibt. Daher nur für die normale und trockene Haut, nicht aber für die fette Haut geeignet.

Sonnenblumenöl

Dieses Öl, das reich an Vitamin B ist, eignet sich besonders zur Anwendung bei unreiner und fettiger Haut.

Walnußöl

Für jeden Hauttyp

Auch dieses Öl ist für jeden Hauttyp geeignet. Es zieht sehr schnell in die Haut ein und hinterläßt ein seidiges Gefühl.

Weizenkeimöl

Das Weizenkeimöl ist für jeden Hauttyp geeignet, wird aber besonders von der faltigen Haut aufgrund seiner glättenden Wirkung sehr geschätzt.

Destilliertes Wasser

Destilliertes Wasser ist normalem Wasser beim Mischen mit ätherischen Ölen vorzuziehen, da es von sämtlichen anorganischen Verbindungen befreit ist.

Hamameliswasser

Geplatzte Äderchen

Hamamelis ist auch unter dem Namen Zaubernuß bekannt und in fast jeder Apotheke als Tinktur oder Extrakt erhältlich. Durch den hohen Vitamin-P-Gehalt eignet sich Hamamelis ausgezeichnet zum Zusammenziehen von geplatzten Äderchen und hat außerdem noch eine ausgleichende, heilende und regenerierende Wirkung bei guten pH-Werten. In Kombination mit ätherischen Ölen verleiht es frisches Aussehen.

Essigwasser

Essigzusätze, hergestellt aus biologischem Apfelessig, sind reich an Kalium und anderen Mineralstoffen und finden in der Kosmetik viele Einsatzgebiete.

Maskenbasis

AGAR-AGAR
Dieses Pulver heißt auch japanische Gelatine und
wird aus Meeresalgen gewonnen. Die besonders
straffende und porenzusammenziehende Wirkung
ist speziell für die fette Haut geeignet.

**Eigenschaften
verschiedener
Masken**

EIGELB
Ein Muß für die reifere Haut, denn Eigelb kann die
Haut verjüngen und Falten glätten.

EIWEISS
Die Eiweißmaske hat eine besonders stark porenzusammenziehende Wirkung, die müder Haut ein
frisches Aussehen verleiht.

HAFERFLOCKEN
Zu einer Maske verarbeitet, eignet sich dieses Ge-
treide zur Reinigung fetter Haut.

HEILERDE
Diese Erde wirkt vor allem auf die junge Haut
entzündungshemmend und klärend.

HONIG
Bienenhonig ist das Schönheitsmittel schlechthin
und eignet sich besonders zum Straffen und Festi-
gen des Gewebes.

MILCHPRODUKTE
Die zahlreichen Vitamine der Milch wirken anre-
gend auf die Zellneubildung, regulieren den
Feuchtigkeitshaushalt der Haut und bauen den
Säureschutzmantel wieder auf.

WEIZENKLEIE
Weizenkleie ist reich an Vitaminen und hilft bei trockener, unreiner und rauher Haut. Die Kleie wirkt klärend und heilend und wird von der Haut besonders gut vertragen.

Die Haut

**Die Haut –
unser größtes
Organ**

Bevor Sie beginnen, Ihre Kosmetik selbst herzustellen, möchten wir Ihnen einiges über die Haut – das größte Organ des Menschen – erzählen. Wie kaum ein anderes Organ spiegelt die Haut die untrennbare Einheit von Körper und Seele wider. Einzig das Auge kann seelische Zustandsbilder so fein und nuanciert zur Darstellung bringen wie die Haut.

Die Erkenntnis, daß »die Haut der Spiegel der Seele« ist, hat in vielen Redewendungen Eingang gefunden. Die Haut grenzt den Menschen körperlich und psychisch von seiner Umwelt ab. Wenn der Ärger zu groß wird, möchte man am liebsten »aus der Haut fahren«. Umgekehrt äußern wir Verständnis: »Er kann ja auch nicht aus seiner Haut heraus!«

Rückt uns jemand zu sehr auf den Pelz, müssen wir uns »unserer Haut wehren«, sie notfalls so teuer wie möglich verkaufen.

Die Haut ist es auch, die Emotionen und Gefühle sichtbar werden läßt. Werden wir in Verlegenheit gebracht, erröten wir. Furcht und Angst lassen uns erbleichen, Angst und Aufregung treiben uns den Schweiß auf die Stirne. Bekommen wir Gänsehaut, ist dies nicht nur ein Zeichen von Kälte, sondern kann auch ein Schauer sein, der über unsere Haut rinnt – wohlig oder gruselig.

Aber auch sonst nimmt die Haut eine Sonderstellung unter unseren Organen ein. Mit rund 2 qm ist sie unser größtes Organ. Hautveränderungen lassen sich vor der Umwelt nur schwer verbergen. An einem Organ, das zur Gänze sichtbar ist, beunruhigen Veränderungen um so mehr, auch wenn sie harmlos und symptomfrei sind. Das beginnt bei Akne in der Pubertät und endet im verzweifelten Kampf gegen das Sichtbarwerden des Alters.

Die Funktionen unserer Haut

Die Haut erfüllt mehrere sehr wichtige Funktionen. Sie ist das Organ des Tast-, Schmerz- und Wärmesinnes. Sie vermittelt uns zahllose Eindrücke aus unserer Umwelt, vom beruhigenden Hautkontakt beim Stillen bis zum Händedruck beim Abschied, von zärtlichen Berührungen bis zum Schmerz, von brennender Hitze bis zur klirrenden Kälte. Sie bietet uns Schutz vor Gewalteinwirkung, indem sie Stöße abfedert und durch ihre Elastizität Verletzungen verhindern kann. Die Haut ist das Organ zur Regulierung der Körpertemperatur. In genialer Weise arbeiten verschiedenste Mechanismen zusammen: Haare und die zwischen ihnen liegende Luft bilden eine äußere Isolationsschicht. Die Fettschicht unter der Haut verhindert einen zu hohen Wärmeverlust. Ein weitverzweigtes Unterhaut-Blutgefäßnetz kann durch Erweiterung beziehungsweise Verengung der Gefäße Wärme abgeben oder umgekehrt Wärmeverlust mindern. Eng damit gekoppelt ist die Tätigkeit der Schweißdrüsen. Steigen die Außentemperaturen, wird Schweiß abgegeben, der an der Hautoberfläche verdunstet und dabei Verdunstungskälte erzeugt. Knapp ein Drittel der Wärmeabgabe unseres Körpers erledigen die Schweißdrüsen durch ihre Arbeit.

Funktionen

Regulierung der Körpertemperatur

Nebenbei erfüllt die Haut auch eine zentrale Aufgabe im Dienste der Abwehr. Die Haut ist ein mehrfach gestaffeltes Bollwerk. Die erste Barriere bildet die Hornschicht gemeinsam mit dem Säureschutzmantel. Letzterer ist eine natürliche Desinfektionsschicht gegen Bakterien und ergänzt damit die massive Abwehr der Hornzellen gegen Keime und Fremdstoffe. Verhornte, abgestorbene Hautzellen, mit einem leicht säurehaltigen Talg vermischt, sondern sich ständig als dünne Schuppen samt den darauf befindlichen Mikroorganismen ab.

Schutz vor Bakterien (Randnotiz)

Sollten jedoch Keime und Bakterien diese ersten Abwehrlinien durchbrechen, so warten knapp unter der deckenden Hornschicht schon die ersten Horchposten des Immunsystems: die Langerhans-Zellen. Diese stürzen sich auf die Eindringlinge und schlagen gleichzeitig Alarm.

Aber nicht nur Keime werden abgewehrt, sondern auch vor den schädigenden UV-Strahlen der Sonne schützt uns die Haut. Die in die Oberhaut eingelagerten Melanozyten bilden unter UV-Einwirkung gelbliches bis schwarzes Melanin, den wesentlichsten Bestandteil des Hautpigments.

Melanin schluckt einen Teil des ultravioletten Lichts und wandelt es in Wärme um, bevor es Schaden in den Körperzellen anrichten kann. Hautbräunung und eine gleichzeitig stattfindende Verdickung der Hornschicht ergeben gemeinsam einen effizienten Sonnenschutz, der allerdings in seiner Wirkung stark vom Hauttyp abhängt.

Sonnenschutz (Randnotiz)

Außerdem erfüllt die Haut noch wichtige Funktionen bei der Ausscheidung von Stoffwechselprodukten, bei der Bildung von Vitamin D sowie bei der Atmung.

Der Aufbau unserer Haut

Um all diese Aufgaben bewältigen zu können, verfügt die Haut über einen mehrschichtigen, hochkomplexen Aufbau.

Von außen nach innen befinden sich drei Schichten: die Oberhaut (Epidermis), die Lederhaut (Cutis) und die verhältnismäßig dicke Unterhaut (Subcutis).

Die drei Schichten der Haut

DIE OBERHAUT

Diese wächst kontinuierlich von innen nach außen. In der innersten Schicht der Oberhaut werden neue Hautzellen gebildet, die langsam nach außen wandern, dabei verhornen und nach vier bis sechs Wochen abgestoßen werden. Die Hornbarriere an der Hautoberfläche wird also permanent durch die Einwanderung frischer Bestandteile von innen und die Abgabe alter nach außen erneuert. In der Oberhaut sind auch die schon oben erwähnten Melanozyten ebenso am Werk wie die Langerhans-Zellen.

DIE LEDERHAUT

Diese schließt sich nach innen an und ist ein robustes Bollwerk gegen mechanische Stöße jeder Art. Zu 90% aus Bindegewebe aufgebaut, bildet sie ein exakt aufeinander abgestimmtes Geflecht aus Collagen (Festigkeit) und Elastin (Elastizität). In die Lederhaut eingelagert sind Haare, Talg- und Schweißdrüsen, Nerven, Blut- und Lymphgefäße sowie die Sensoren für Kälte, Wärme und Tastempfindungen. Hier befinden sich auch jene Blutgefäße, die die gefäßlose Oberhaut ernähren.

DIE UNTERHAUT

Dieses dicke Zellgewebe, das nur unscharf von der

Hautfett

Lederhaut abzugrenzen ist, besteht vor allem aus Fett, das in einzelnen, übereinandergeschichteten Lappen angeordnet ist. Diese Hautfettpolster erfüllen Wärme- und Speicherfunktionen sowie Stoßdämpferaufgaben. Nicht zuletzt sind es auch jene Fettpolster, die viele Frauen von einer Diät in die andere treiben, andere hingegen stolz auf ihre wohlgeformten Rundungen blicken lassen.

Kommt es zu einem großen Mißverhältnis von Fett- und darunterliegendem Bindegewebe, entsteht Cellulite, die sogenannte Orangenhaut.

Hautalterung

Im Laufe des Lebens macht die Haut einen natürlichen, nur durch gute Pflege beeinflußbaren Alterungsprozeß durch. Zwischen dem 50. und 60. Lebensjahr versteift sich das Collagen der Lederhaut, das für die Hautelastizität verantwortliche Elastin wird abgebaut oder nach intensiver Sonneneinwirkung nur mehr fehlerhaft ergänzt. Die Hautelastizität nimmt ab – auftretende Falten sind das deutlichste Zeichen für fortschreitendes Alter. Dieser Prozeß kann jedoch durch eine intensive, gründliche Pflege der Haut verlangsamt werden, wobei eine gute Durchblutung der Haut von großer Wichtigkeit ist. Regelmäßige Gesichtsmassagen (Hautöle mit ätherischen Ölen sind besonders gut geeignet) und eine gründliche Reinigung sind wesentliche Faktoren, um die Spannkraft der Haut zu erhalten.

Hautpflege

Damit unsere Haut lange jung und gepflegt aussieht, sind gründliche Reinigung und Pflege wichtig, denn Abgase, Schweiß und Make-Up verkleben unsere Poren und verhindern eine aktive Atmung der Haut. Dadurch entstehen Mitesser, Pikkel und andere Hautirritationen. Deshalb ist es

notwendig, die Haut am Abend von diesen Verun-
reinigungen zu befreien. Die Reinigung beginnt mit **Reinigung**
der Entfernung des Make-Ups. Dazu eignet sich am
besten ein Reinigungsöl oder eine Reinigungs-
milch.
Anschließend verwendet man ein Gesichtswasser,
um die Reste des Reinigungsöls und des gelösten
Make-Ups zu entfernen. Weiters desinfiziert der im
Gesichtswasser enthaltene Alkohol die Haut und
tötet Bakterien und Keime ab. Nach dieser gründ-
lichen Reinigung ist die Haut bereit, eine Nacht-
creme aufzunehmen. Als morgendliche Pflege der
Haut genügt eine Reinigung mit dem Gesichtswasser. Anschließend tragen Sie eine Tagescreme auf.
Um die richtige Tagescreme zu wählen, ist es notwendig, die Witterungsverhältnisse zu beachten:
Bei trockenem, heißem Wetter verwenden Sie eine
feuchtigkeitsspendende Creme.
Bei eisigen Temperaturen (unter 0 °C) ist es wichtig,
eine fette Creme zu verwenden, da dieser Fettfilm
die Haut vor Kälte schützt.
Als Abrundung der idealen Hautpflege sollte man
sich einmal in der Woche die Zeit für eine Gesichtsmaske nehmen. Es gibt verschiedene Arten von
Masken: die Feuchtigkeitsmaske, die Nährmaske **Masken**
und die Peel-off-Maske.
Die Feuchtigkeitsmaske spendet der Haut durch
trockene Luft verlorengegangene Feuchtigkeit.
Die Nährmaske gibt vor allem der reiferen Haut
wichtige Vitamine und Aufbaustoffe zurück.
Die Peel-off-Maske entfernt schonend abgestorbene Hautteilchen und reinigt die Haut porentief.

FEUCHTIGKEITSMASKE
100 ml Joghurt mit dem Saft einer Zitrone vermischen, zur Verfeinerung 10 ml Avocadoöl hinzufü-
gen. In diese Mischung geben Sie 4–5 Tropfen

ätherisches Öl (je nach Hauttyp). Die Maske vorsichtig auf Gesicht, Hals und Dekollete auftragen und nach zehn Minuten mit viel kaltem Wasser abwaschen.

NÄHRMASKE

Masken- Verrühren Sie 4 Eßlöffel Heilerde mit soviel Kamil-
rezepte lentee, daß ein streichfähiger Brei entsteht. Diesem Brei fügen Sie einen Teelöffel Jojobaöl und einen Teelöffel Weizenkeimöl hinzu. 4 Tropfen Rosenöl, 1 Tropfen Jasminöl und 1 Tropfen Rosenholzöl runden die Wirkung ab. Diese Mischung auf die Haut auftragen und einwirken lassen, bis die Haut zu spannen beginnt oder die Maske ganz ausgetrocknet ist, dann sanft abwaschen.

PEEL-OFF-MASKE

Nehmen Sie eine halbe Tasse Weizenkleie (es eignet sich auch Weizengrieß oder in der Kaffeemühle gemahlener Reis), 1 Eßlöffel Avocadoöl, 5 Eßlöffel Joghurt und 4 Tropfen ätherisches Öl (je nach Hauttyp).

Verrühren Sie diese Mischung sorgfältig, und geben Sie so viel Wasser dazu, bis ein streichfähiger Brei entsteht. Diesen tragen Sie gleichmäßig auf das Gesicht auf und lassen ihn 20 Minuten lang einwirken.

Nach der Einwirkzeit mit einem feuchten Wattebausch in kreisenden Bewegungen entfernen und das Gesicht mit Wasser nachspülen.

Um der Haut gute und wirksame Pflege zu ermöglichen, ist es natürlich wichtig, seinen eigenen Hauttyp zu bestimmen.

Grundsätzlich unterscheidet man vier verschiedene Hauttypen:

Normale Haut

Diese Haut ist so, wie man sie sich nur wünschen kann, und macht kaum Probleme. Die normale Haut erkennt man an ihrer einheitlichen Färbung, gleichmäßig feinen Poren und einer glatten, harmonischen, gut durchbluteten Oberflächenbeschaffenheit. Ziel der täglichen Pflege ist es, dieses harmonische Hautbild so lange wie möglich zu erhalten.

Eigenschaften der normalen Haut

ÄTHERISCHE ÖLE ZUR PFLEGE DER NORMALEN HAUT
Anregend: Geranium, Rosmarin, Wacholder, Zitrone.
Beruhigend: Bergamotte, Jasmin, Kamille, Lavendel, Neroli, Rosen, Sandelholz, Teebaum, Ylang-Ylang.
Ausgleichend: Lavendel, Orange, Rosen, Rosenholz, Zitrone.

Reinigungsöl
Mischen Sie mit 50 ml kaltgepreßtem Pflanzenöl
    3 Tropfen Rosenholz,
    3 Tropfen Orange,
    3 Tropfen Bergamotte,
    3 Tropfen Zitrone.

Gesichtswasser
Nehmen Sie 10 ml Alkohol (Weingeist) und mischen Sie diesen mit
    3 Tropfen Lavendel,
    3 Tropfen Neroli,
    3 Tropfen Teebaum,
    3 Tropfen Ylang-Ylang.
Zu dieser Mischung fügen Sie 90 ml Wasser und füllen das Gesichtswasser in eine Glasflasche. Vor Verwendung bitte schütteln.

Trockene Haut

Eigenschaften Die trockene Haut ist leicht zu erkennen. Sie vermittelt ein gespanntes Gefühl, hervorgerufen durch zu geringe Fettproduktion der Talgdrüsen, leichte Hautschuppenbildung und Neigung zu frühzeitiger Faltenbildung. Dieser Hauttyp kann nicht ausreichend Feuchtigkeit speichern und saugt daher jede Creme sofort auf, ohne einen Fettfilm zu hinterlassen. Damit die Haut die eigene natürliche Feuchtigkeit bewahren kann, muß man ihr etwas Fett zuführen. Bei der Pflege dieses Hauttyps sollte auch darauf geachtet werden, die Talgdrüsen wieder in Schwung zu bringen.

ÄTHERISCHE ÖLE ZUR PFLEGE DER TROK-KENEN HAUT
Anregend: Weihrauch.
Beruhigend: Jasmin, Rose, Kamille, Neroli, Lavendel.
Ausgleichend: Lavendel, Geranium, Sandelholz, Rosenholz.

Reinigungsöl
Mischen Sie 50 ml kaltgepreßtes Pflanzenöl (speziell geeignet ist Avocadoöl) mit
  3 Tropfen Rose,
  3 Tropfen Jasmin,
  3 Tropfen Neroli.

Gesichtswasser
Nehmen Sie 10 ml Alkohol (Weingeist) und mischen Sie diesen mit
  3 Tropfen Lavendel,
  3 Tropfen Geranium,
  3 Tropfen Jasmin.

Zu dieser Mischung fügen Sie 90 ml Wasser und füllen das Gesichtswasser in eine Glasflasche. Vor Verwendung bitte schütteln.

Fette Haut

Charakteristisch für fette Haut sind erweiterte Poren und Glanzstellen. Vor allem auf der Nase, dem Kinn sowie der Stirn bilden sich die verräterischen Fettflecken recht schnell, hervorgerufen durch übereifrige Talgdrüsen. Besonders nach körperlicher Anstrengung leiden Menschen mit fetter Haut unter vermehrter Fettabsonderung. Dieser Hauttyp neigt auch zu Hautunreinheiten und Mitessern. Positiv fällt diese Haut dadurch auf, daß sie pflegeleichter und robuster als die trockene Haut ist. Bei der Pflege sollte man darauf achten, weniger Fett, dafür aber mehr Feuchtigkeit zu verwenden. Bei der Pflege dieses Hauttyps sollte man versuchen, die Durchblutung zu fördern und die Talgproduktion zu regulieren.

Eigenschaften

ÄTHERISCHE ÖLE ZUR PFLEGE DER FETTEN HAUT
Anregend: Geranium, Ingwer, Pfefferminze, Rosmarin, Wacholder, Zitrone.
Beruhigend: Kamille, Lavendel, Patchouli, Teebaum, Ylang-Ylang.
Ausgleichend: Zitrone, Lavendel.

Reinigungsöl
Mischen Sie mit 50 ml kaltgepreßtem Pflanzenöl
   3 Tropfen Zitrone,
   3 Tropfen Lavendel,
   3 Tropfen Teebaum.

Gesichtswasser
Nehmen Sie 10 ml Alkohol (Weingeist) und mischen Sie diesen mit
   3 Tropfen Patchouli,
   3 Tropfen Ylang-Ylang,
   3 Tropfen Teebaum.
Zu dieser Mischung fügen Sie 90 ml Wasser. Füllen Sie das Gesichtswasser in eine Glasflasche. Vor Verwendung schütteln.

Mischhaut

Kombination fetter und trockener Haut Der wohl am häufigsten auftretende Hauttyp kombiniert die Eigenschaften der fetten und der trockenen Haut. Die Talgdrüsen sind launisch – einmal zu eifrig, dann wieder zu faul –, und es ist recht schwierig, sich darauf einzustellen.

ÄTHERISCHE ÖLE ZUR PFLEGE DER MISCHHAUT
Anregend: Ingwer, Geranium, Petitgrain, Pfefferminze, Rosmarin, Zitrone.
Beruhigend: Bergamotte, Jasmin, Kamille, Rose, Teebaum, Ylang-Ylang.
Ausgleichend: Orange, Rose, Lavendel, Zitrone.

Reinigungsöl
Mischen Sie mit 50 ml kaltgepreßtem Pflanzenöl
   3 Tropfen Rosenöl,
   3 Tropfen Lavendelöl,
   3 Tropfen Bergamotteöl.

Gesichtswasser
Nehmen Sie 10 ml Alkohol (Weingeist) und mischen Sie diesen mit
   3 Tropfen Kamille,
   3 Tropfen Geranium,
   3 Tropfen Orange.

Zum Schluß noch ein paar Tips:
- Die ätherischen Öle sollten alle 2 Wochen gewechselt werden.
- Mischen Sie nur die Öle zusammen, die Ihnen vom Geruch her gefallen.
- Die in den Rezepturen angeführten Öle sind lediglich Vorschläge und können jederzeit gegen die anderen empfohlenen Öle ausgetauscht werden.
- Falls Sie Ihren Hauttyp nicht genau bestimmen können, schafft ein Besuch bei Ihrem Hautarzt oder Ihrer Kosmetikerin Klarheit.

Tips zur Herstellung

Die Haare

Unsere Haare haben keine lebenswichtige Funktion. Sie beeinflussen jedoch unser Erscheinungsbild sehr wesentlich und damit natürlich auch indirekt unser Wohlbefinden. Eine andere Frisur, eine neue Haarfarbe, ein Bart oder eben keiner können das persönliche Erscheinungsbild entscheidend verändern.
Haare bestehen wie die Hornhaut aus verkrustetem Keratin, das von den Haarbälgen (Follikeln) langsam aus der Haut herausgeschoben wird.
Ein gesundes Haar wächst etwa 2–6 Jahre lang – jeden Tag etwa 0,35 mm.
Auf diese Wachstumsphase folgt eine etwa dreimonatige Ruhephase.
Schließlich fällt das Haar aus, und nach einiger Zeit wächst an derselben Stelle ein neues Haar. Jeder Haarfollikel produziert während eines Lebens etwa 9 m Haar. Auf der Kopfhaut befinden sich im Durchschnitt 100 000 bis 150 000 Haare, von denen man pro Tag etwa 30 bis 60 verliert.
Der Verlust von bis zu 100 Haaren pro Tag gilt als

Wachstum und Ruhephase

125

normal. Durch Blutgefäße ernährt werden nur die Haarbälge; die Haare selbst sind tote Substanz.

Bestandteile Um den Haarschaft, am Austrittsort des Haares knapp unter der Oberhaut, lagern Talgdrüsen, die Hautoberfläche und auch Haare mit einer Fettschicht überziehen. Das Haar selbst besteht aus mehreren Eiweißsträngen, die wie ein Telefonkabel spiralförmig zu einem einzigen Strang verdrillt sind.

Außen, als Art Kabelmantel, befindet sich ein dünnes Häutchen, die sogenannte Cuticula, die aus Schuppen und aus dachziegelartig übereinander verklammerten Schichten von Hornzellenmaterial besteht. Chemisch ist es relativ leicht, durch dieses Häutchen ins Haarinnere einzudringen.

Der Zustand der Cuticula entscheidet über das Aussehen der Haarpracht.

Liegen die einzelnen Schuppenschichten dicht auf dicht, wirkt das Haar glänzend und fühlt sich weich an. Stumpfe, spröde oder rauhe Haare weisen auf eine Schädigung der »Haarhaut« hin. Weil diese Schuppenschichten dann leicht miteinander verhaken, läßt sich das Haar nur mehr schwer kämmen.

Farbe Form und Farbe der Haare sind erblich festgelegt. Wie bei der Haut wird auch die Haarfarbe durch den Gehalt an Melanin bestimmt. Im Gegensatz zur Haut allerdings sind Haare nicht auf Sonnenlicht angewiesen, um die Pigmentierung in Gang zu setzen. Im Gegenteil: Übermäßiges Sonnenlicht hellt das Haar auf, es bleicht aus. Mit zunehmendem Alter läßt die Bildung der Haarfarbe nach, das Haar wird grau bis weiß; auch Zahl und Dichte der Haare nehmen ab.

Die Gesundheit von Haar und Kopfhaut hängt weitgehend vom allgemeinen Gesundheitszustand und der Ernährung ab. So sollten eine ausgewogene

Vitamin- und Mineralstoffzufuhr sichergestellt sein, notfalls in Form gesonderter Zusätze zur Nahrung. Benutzen Sie milde Shampoos, denn aggressive beseitigen die natürliche Talgschicht, die das Haar geschmeidig und glänzend macht. Der Talg (Sebum) wird von Drüsen im Haarfollikel abgesondert, breitet sich entlang des Haarschaftes aus und bildet so etwas wie eine Schutzschicht; fehlt sie, lösen sich ständig Haarzellen ab, aus denen das Haar zum Großteil besteht, und verleihen ihm ein mattes, lebloses Aussehen.

Talg macht Haare glänzend

Äußerliche Behandlungen geben dem Haar zwar wieder Glanz, indem sie den Talg durch andere fettende Substanzen ersetzen – einfacher und gesünder wirkt jedoch der natürliche Talg.

Haarshampoos mit ätherischen Ölen riechen nicht nur gut, sondern pflegen und kräftigen Haar und Kopfhaut. Egal, ob Sie unter Schuppen leiden, ob Ihr Haar – durch Dauerwelle, Färben, Heizungsluft oder Witterungseinflüsse strapaziert – trocken und stumpf geworden ist, oder ob Sie fettiges, strähniges oder sehr feines Haar haben: Bei regelmäßiger Anwendung eines der Shampoos werden Sie bald eine sichtbare Verbesserung wahrnehmen können.

Haarwäsche und -pflege

SO MACHEN SIE IHR EIGENES SHAMPOO:
Unparfümierte Shampoogrundlagen bekommen Sie in Apotheken oder in Drogerien. Geben Sie die ätherischen Öle in die Shampoobasis, schütteln Sie diese gut und lassen Sie diese Mischung möglichst zwei Wochen ziehen, damit sich das Öl und die Shampoobasis miteinander verbinden können. Mit den selbstproduzierten Shampoos können Sie Ihre Haare, wenn nötig, auch täglich waschen.

Gebrauchsanweisung

127

HAARPFLEGE FÜR FETTES HAAR
Mischen Sie in 200 ml Shampoobasis
10 Tropfen Kamillenöl,
10 Tropfen Salbeiöl,
10 Tropfen Bergamotte.
Nach der Haarwäsche können Sie sich folgende

Spülung Haarspülung selbst zubereiten:
50 ml Alkohol (Weingeist),
10 Tropfen Lavendelöl,
10 Tropfen Zitronenöl.
Mischen Sie diese Zutaten zusammen, und geben Sie zu dieser Mischung 50 ml Wasser. Kräftig schütteln, in eine braune Glasflasche abfüllen und nach der Haarwäsche eine Handvoll Haarspülung im frottierten Haar gleichmäßig verteilen. 10 Minuten einwirken lassen und das Haar nochmals spülen.

HAARPFLEGE FÜR TROCKENES HAAR
Mischen Sie in 200 ml Shampoobasis
10 Tropfen Kamillenöl,
10 Tropfen Lavendelöl,
10 Tropfen Zedernholzöl.

Packung *Haarpackung speziell für trockenes Haar:*
10 ml kaltgepreßtes Mandel- oder Olivenöl mit 5 Tropfen Kamillenöl blau mischen und damit die Kopfhaut einreiben. Umwickeln Sie den Kopf mit Alufolie und warmen Handtüchern und lassen Sie die Packung 1–2 Stunden einwirken; anschließend waschen Sie alles mit Shampoo wieder heraus.

HAARPFLEGE FÜR NORMALES HAAR
Mischen Sie in 200 ml Shampoobasis
10 Tropfen Rosenholzöl,
10 Tropfen Zedernholzöl.

HAARPFLEGE BEI SCHUPPEN
Mischen Sie in 200 ml Shampoobasis
  10 Tropfen Teebaumöl,
   5 Tropfen Bergamotteöl,
   5 Tropfen Patchouliöl,
  10 Tropfen Rosmarinöl.

Haarpackung gegen Schuppen:
Vermengen Sie 5 Tropfen Teebaumöl und 5 Trop- **Packung**
fen Rosmarinöl mit einem Eigelb und geben Sie
diese Packung nach der Haarwäsche ins frottierte
Haar. 5–10 Minuten einwirken lassen und anschließend mit Wasser gründlich ausspülen.

Haarwasser gegen Schuppen:
Mischen Sie in 50 ml Alkohol (Weingeist) 30 Trop- **Haarwasser**
fen Rosmarinöl. Kräftig schütteln und 50 ml Wasser
beimengen. Mit diesem Haarwasser machen Sie
täglich vor dem Schlafengehen eine kräftige Kopf-
massage.

HAARPFLEGE FÜR BLONDES HAAR
Mischen Sie in 200 ml Shampoogrundlage:
  20 Tropfen Kamillenöl
  20 Tropfen Zitronenöl
  20 Tropfen Citronellaöl
Dieses Haarshampoo wirkt leicht aufhellend und
Ihr Haar bekommt einen wunderbaren Glanz.

Unsere Nägel

Wo der Körper besonders beansprucht wird und
leicht verletzlich ist, an den Finger- und Zehenkup-
pen, hat Mutter Natur für einen besonderen Schutz
gesorgt: Über der schützenden Haut liegt eine weitere, harte Schicht keratinierter Hornhaut, die Nägel.

Nägel als Visitenkarte
Wie heißt es doch so schön: Wer sich seiner Haut wehren muß, zeigt seine Krallen. Durch die im wahrsten Sinne des Wortes hervorragende Lage dienen in allen Kulturen Finger- – und oftmals auch Fußnägel – als Visitenkarte des Trägers. Menschen reden auch mit den Händen, und nach übereinstimmender Meinung läßt sorgfältige oder eben mangelhafte Nagelpflege auf den Charakter des Trägers rückschließen.

Lange Fingernägel erregen Aufmerksamkeit, die durch Farbe noch verstärkt werden kann. Abgebissene Fingernägel sind ebenfalls ein vielsagender Hinweis auf die Persönlichkeit ihres Besitzers.

Nägel bestehen aus Hornmaterial (Keratin), das langsam aus dem Nagelbett herauswächst. Das

Nagelhäutchen
Nagelhäutchen, wie beim Haar Cuticula genannt, begrenzt den Übergang vom sichtbaren zum unsichtbaren Teil des Nagels.

Es ist eine natürliche Barriere gegen das Eindringen von Keimen und schützt so die empfindliche und störungsanfällige Nagelwurzel. Ist das Nagelhäutchen ständig eingerissen, brüchig oder ausgefranst, handelt es sich um einen Hinweis darauf, daß äußere, aggressive Einflüsse (z.B. Chemikalien) am Werk waren, mitunter kann es auch ein Anzeichen für eine Krankheit sein. Wer bei der Maniküre das Nagelhäutchen wegschneidet, schadet seinen Fingernägeln.

Wachstum
Fingernägel wachsen schneller als Zehennägel. Im Durchschnitt wächst eine Daumennagel etwa einen Millimeter in 10 Tagen. Wie kaum ein Körperteil sind die Nägel durch Wetter, Nässe, Kälte, Chemikalien oder durch Reibung bei der Arbeit der Gefahr kleinerer Verletzungen ausgesetzt. Zahlreiche Allgemeinerkrankungen können ebenfalls das Wachstum der Nägel verzögern, sie verdünnen, verformen oder verfärben.

Spaltnägel können entstehen, wenn die Nägel allzu **Schäden**
oft Wasser, Seife oder Spülmittel ausgesetzt sind.
Die obersten Nagelschichten können sich ablösen
und schichtweise absplittern. In solchen Fällen sollten beim Kontakt mit Laugen immer Gummihand-
schuhe getragen werden.
Brüchige oder weiche Nägel sind meist Anzeichen
eines schlechten Allgemeinzustandes. Man sollte
die Ursache vom Arzt abklären lassen. Der Zustand
der Nägel kann durch Massieren mit Nagelöl verbessert werden.
Grübchen oder Tupfen auf den Nägeln sind normale Erscheinungen und deuten auf keine Erkrankung hin. Treten diese Tüpfchen allerdings stark
gehäuft auf, könnte es sich um Anzeichen einer
Schuppenflechte handeln. Nagelfurchen entstehen durch kleine Verletzungen der Nagelwurzel
und verschwinden von selbst.
Gelbe Nägel entstehen vor allem durch zu lange
Verwendung von farbigem Nagellack. Sie sind
harmlos. Weiße Flecken sind Anzeichen kleinerer
Verletzungen der Nagelhaut und sind ebenfalls
harmlos.

Nagelpflege

Nägel bekommen einen schönen Glanz, wenn sie
ein- bis zweimal in der Woche mit folgender Ölmischung gepflegt werden:

NAGELÖL
Mischen Sie
    3 Tropfen Zitronenöl,
    2 Tropfen Rosenöl,
    10 ml Jojobaöl.
Geben Sie diese Mischung in eine braune Glasfla-
sche. Mit einem kleinen Pinsel bestreichen Sie

Glanz damit mehrmals wöchentlich die Fingernägel. Die Nägel werden dadurch gekräftigt, werden stärker und erhalten einen wunderschönen Glanz. Sie können diesen Glanz noch verstärken, wenn Sie die Nägel anschließend mit einem Stück Wildleder polieren.

Alle zwei Wochen sollten Sie Ihren Nägeln und Händen eine Ölkur gönnen. Der Erfolg wird Sie begeistern.

NAGEL-ÖLKUR
Mischen Sie
  2 Tropfen Zitronenöl,
  2 Tropfen Weihrauchöl,
  2 Tropfen Teebaumöl,
  2 Tropfen Rosenöl,
  10 ml Weizenkeimöl,
  10 ml Jojobaöl.

Pflege fürs Nagelbett Füllen Sie die Mischung in einen Cremetiegel mit mindestens 6 cm Durchmesser. Tauchen Sie die Fingerspitzen der rechten und der linken Hand nacheinander für jeweils 5 Minuten in das Pflegeöl. Mit dem an den Fingerkuppen verbliebenen Öl massieren Sie das Nagelbett.

Zur Pflege von brüchigen Fingernägeln reiben Sie diese mehrmals wöchentlich mit Zitronenöl ab.

Tips und Tricks bei Haut- und Haarproblemen

Äderchen, geplatzte

Die feinen, sehr dünnen, direkt unter der Haut liegenden Kapillargefäße kann man sehr gut im Gesicht erkennen, insbesondere bei hellhäutigen Menschen. Wenn sie mehr auffallen als normal, bezeichnet man sie als »geplatzt«, obwohl dies nicht ganz korrekt ist; der Begriff »gedehnte« Äderchen kommt der Sache wesentlich näher. Normalerweise sind die Kapillarwände elastisch und dehnen sich aus, entweder bei Erwärmung der Haut oder als Reaktion auf bestimmte Genuß- und Nahrungsmittel (Alkohol, heiße Getränke) sowie andere Reize. **»Gedehnte« Äderchen**

Die Wangen werden dann rot; läßt der äußere Reiz nach, bekommt das Gesicht wieder seine normale Farbe, da die Gefäße ihre ursprüngliche Größe einnehmen.

Verlieren die Kapillarwände durch schlechte Ernährung, übermäßigen Alkoholgenuß, Kaffee, Tee, extreme Kälte oder Wärme oder auch Kreislaufstörungen an Elastizität, schrumpfen sie nicht mehr in dem Ausmaß, wie sie eigentlich sollten – das Gesicht und insbesondere die Wangen sind dann ständig gerötet.

Durch sanfte Gesichtsmassage mit ätherischen Ölen, die Sie täglich durchführen sollten, kann die natürliche Elastizität der Blutgefäße wiederhergestellt werden und die Rötung zum Abklingen gebracht werden. **Gesichtsmassage**

ANWENDUNGSTIP

Mischen Sie

50 ml Jojobaöl,

5 Tropfen Kamillenöl blau,

5 Tropfen Rosenöl.

Mit dieser Mischung massieren Sie Ihr Gesicht einmal täglich.

Einmal wöchentlich bereiten Sie folgende Gesichtsmaske zu:

50 ml Joghurt mischen Sie mit

5 Tropfen Neroliöl,

5 Tropfen Wacholderöl,

2 Tropfen Rosmarinöl.

Die Maske auftragen, 10–15 Minuten einwirken lassen und mit lauwarmem Wasser abspülen. In der kalten Jahreszeit verwenden Sie unbedingt eine fetthaltige Creme, um die Haut vor Kälte zu schützen.

Akne

Durch die Aromatherapie läßt sich Akne ohne gefährliche Arzneien oder Chemikalien erfolgreich behandeln. Diese Krankheit ist am häufigsten bei Jugendlichen verbreitet, kann aber auch bis ins 3. Lebensjahrzehnt auftreten. Die Ursache ist eine Überaktivität der Talgdrüsen, die mit einer bakteriellen Infektion einhergeht. Die Drüsen geben zuviel Talg an die Hautoberfläche ab, dadurch bleiben Schmutz, Fasern aus der Kleidung und tote Hautzellen auf dieser Schicht haften, wodurch eine Brutstätte für Bakterien entsteht. Die Poren werden verstopft, es bilden sich Mitesser, und die blockierten Haarfollikel entzünden sich, es kommen die bekannten Aknepickel. Diese geben Flüssigkeit ab, die das umliegende Gewebe infiziert.

Akne nicht nur bei Jugendlichen

Zusätzlich zur aromatherapeutischen Behandlung ist es äußerst wichtig, auf eine möglichst giftstofffreie Ernährung zu achten (ohne Alkohol und Nikotin). Weiters sollte auf verstärkte Hauthygiene geachtet werden.

ANWENDUNGSTIPS

Gesichtsreinigung: Reinigen Sie das Gesicht morgens und abends mit einem Gesichtswasser, das Sie wie folgt zubereiten: Mischen Sie 50 ml Alkohol (Weingeist) mit

10 Tropfen Teebaum,
10 Tropfen Lavendel,
5 Tropfen Bergamotte.

Geben Sie diese Mischung unverdünnt auf einen

angefeuchteten Wattebausch und betupfen Sie da-   **Gegen Pickel**
mit die Pickel.

Nach dieser Reinigung tragen Sie folgendes Hautöl
auf:
50 ml Jojobaöl gemischt mit
     5 Tropfen Kamille blau,
     5 Tropfen Lavendel,
     3 Tropfen Pfefferminze,
     1 Tropfen Thymian.

Einmal in der Woche machen Sie folgendes Ge-
sichtsdampfbad:
Auf 1 l kochendes Wasser geben Sie
     1 Tropfen Pfefferminzöl,
     1 Tropfen Thymian,
     1 Tropfen Lavendel.

Busenpflege

Zur Busenpflege empfiehlt sich folgendes Massageöl:
50 ml Jojobaöl gemischt mit
     15 Tropfen Geranium,
      3 Tropfen Lavendel,
      3 Tropfen Ylang-Ylang.

Deodorant

Unter den ätherischen Ölen befinden sich einige,
die als hochwirksame Deodorants verwendet wer-
den können.
ANWENDUNGSTIPS
Als Badezusatz geben Sie 5 Tropfen Salbeiöl auf ein
Wannenbad.

Als Deospray eignet sich folgende Mischung:
50 ml Alkohol (Weingeist) gemischt mit
5 Tropfen Salbei,
5 Tropfen Thymian,
5 Tropfen Neroli,
5 Tropfen Zypresse.
Diese Mischung füllen Sie in eine Zerstäuberflasche und verwenden Sie morgens als normales Deo.

Ellbogen, spröde

Für weiche Haut Schreibtischarbeit und falsche Ernährung sind die Hauptursachen für spröde und rissige Ellbogenhaut. Die folgende Mixtur macht die Haut wieder weich und geschmeidig:
50 ml Avocadoöl gemischt mit
10 Tropfen Orangenöl,
5 Tropfen Rosenholzöl,
5 Tropfen Sandelholzöl.

Falten

Falten entstehen, wenn die Haut älter wird und das Bindegewebe, das unter der obersten Hautschicht (Epidermis) liegt, mehr und mehr an Elastizität verliert. Durch regelmäßige Gesichtsmassagen mit ätherischen Ölen läßt sich die Faltenbildung zumindest verzögern, falls Sie früh genug damit be-

Gegen Falten ginnen. Die Massage bewirkt eine gute Durchblutung, d. h. eine ausreichende Versorgung der feinen Äderchen mit Sauerstoff.
ANWENDUNGSTIP
Als Massageöl für eine sanfte Gesichtsmassage eignet sich die folgende Rezeptur:
25 ml Avocadoöl gemischt mit
25 ml Jojobaöl,

25 ml Weizenkeimöl,
10 Tropfen Weihrauchöl,
10 Tropfen Neroliöl,
10 Tropfen Rosenöl.
Weiters wird eine gesunde Ernährung empfohlen,
die reich an den Vitaminen B, C und E sowie an
Mineralstoffen ist. Auf Alkohol, Nikotin und Kaffee
sollte verzichtet werden.

Füße

Bei müden Füßen empfiehlt sich folgendes Fußbad:
Auf eine Schüssel warmes Wasser geben Sie **Fußbäder**
5 Tropfen Rosmarinöl. Mit 2 Tropfen Zitronenöl
zusätzlich wirken Sie auch dem Schweißgeruch
entgegen.
Falls Ihre Füße schlecht durchblutet sind, hilft das
folgende Fußbad:
Auf eine Schüssel warmes Wasser geben Sie
2 Tropfen Geraniumöl, 2 Tropfen Zypressenöl und
5 Tropfen Rosmarinöl.
Gegen Schweißfüße hilft ein Fußbad mit 10 Tropfen Salbeiöl.

Haarausfall

Bei Haarausfall muß man die verschiedensten Ursachen unterscheiden:
Es gibt die progressive, dauerhafte Glatzenbildung **Glatzen-**
bei Männern, die durch keine Behandlungsmetho- **bildung**
de aufzuhalten ist. Viele Fälle von Haarausfall werden durch Schock, den Tod eines geliebten Menschen, einen Unfall oder durch besonderen Streß
verursacht. Bei diesen Ursachen kann die Aromatherapie durch gezielten Einsatz helfen, vor allem durch Massagen der Kopfhaut, die zur Steige-

137

rung der Durchblutung und zur allgemeinen Verbesserung der Struktur führen.

Keine chemischen Anwendungen bei Haarausfall Bei Haarausfall sollte auf eine chemische Behandlung der Haare, wie Dauerwellen und Färbungen, verzichtet werden.

ANWENDUNGSTIPS

Behandeln Sie zweimal wöchentlich Ihr Haar mit folgender Haarpackung:

50 ml Jojobaöl gemischt mit
  20 Tropfen Lavendelöl,
  5 Tropfen Rosmarinöl,
  2 Tropfen Thymianöl.

Tragen Sie dieses Gemisch auf Ihr Haar auf und wickeln Sie heiße Handtücher um den Kopf, um die Wirkung zu verstärken.

Zur täglichen Pflege eignet sich folgendes Haarwasser:

50 ml Alkohol (Weingeist) gemischt mit
  10 Tropfen Lavendelöl,
  5 Tropfen Rosmarinöl.

Hände

Handpflege Um die Hände vor den täglichen Belastungen in Haushalt und Beruf zu schützen, eignet sich die folgende Handpflege:

50 ml Jojobaöl werden mit 5 Tropfen Kamille und 5 Tropfen Melisse gemischt.

Um Verfärbungen durch Gartenarbeit, Obst und Gemüse zu entfernen, ist Zitronenöl durch seine bleichende Wirkung hervorragend geeignet.

Kopfgrind

Kopfgrind ist eine Infektion, die dem Fußpilz sehr ähnlich ist. Sie kann durch verschiedene Pilzarten

ausgelöst werden. Der Kopfgrind ist besonders un-
angenehm, da er zu Haarausfall führen kann.
ANWENDUNGSTIPS
Zur täglichen Haarwäsche verwenden Sie ein Ge-
misch aus 200 ml Shampoobasis, die Sie mit 30
Tropfen Teebaumöl mischen.
Abends empfiehlt sich die Verwendung folgenden
Haarwassers:
Mischen Sie 50 ml Alkohol (Weingeist) mit 10
Tropfen Rosmarinöl und 10 Tropfen Lavendelöl.
Mit dieser Mischung massieren Sie die Kopfhaut
mindestens 1–2 Minuten.

Sonnenbrand

Es passiert leider immer wieder, daß ungeschützte
Hautstellen während des Sonnenbadens Verbren-
nungsschäden erleiden.
Gerade in der heutigen Zeit ist es sehr wichtig,
Sonnenschutzmittel mit starken Lichtschutzfakto-
ren – nicht unter 4 – zu verwenden. Neben der
guten Vorsorge mit starken Lichtschutzmitteln ist
auch die Pflege und Nachbehandlung der Haut **After-Sun-**
sehr wichtig. **Pflege**
After-Sun-Lotionen mit Jojobaöl, Lavendelöl und
Neroliöl wirken durch die zellerneuernde Eigen-
schaft auf die Haut sehr positiv.
ANWENDUNGSTIPS
Als After-Sun-Lotion empfiehlt sich die folgende
Mischung:
    10 Tropfen Lavendelöl,
    10 Tropfen Neroliöl,
    10 Tropfen Kamillenöl blau,
    50 ml Jojobaöl.
Nach dem Sonnenbad auftragen.
Bei extremem Sonnenbrand (Bläschenbildung)
wird die Verwendung von Lavendelöl empfohlen.

Zellulitis

Orangenhaut

Viele Frauen leiden unter Zellulitis (Cellulite), der sogenannten Orangenhaut. Es handelt sich dabei keineswegs um eine Erkrankung, sondern um eine Besonderheit des weiblichen Bindegewebes, das auf Dehnbarkeit ausgelegt ist. Die charakteristischen buckligen Unregelmäßigkeiten, die zur »Orangenhaut« führen und Zellulitis von gewöhnlichem Fettgewebe unterscheiden, beruhen auf einer allmählichen Verdickung der subkutanen Fettzellenwände durch fasrige Collagene, wodurch Flüssigkeiten und Giftstoffe eingeschlossen werden und die Fettzellen stärker hervortreten. Dies kann bei übergewichtigen Frauen genauso der Fall sein wie bei schlanken.

Es gibt keine Wundermittel dagegen, auch wenn die Industrie sie verspricht und sich teuer bezahlen läßt. Wir wissen jedoch von der Schwangerschaft, daß sogar stark gedehntes Gewebe durchaus rückbildungsfähig ist.

Gedehntes Gewebe kann sich rückbilden

Wichtig für die Haut wie auch für den gesamten Organismus sind ausreichende Bewegung, genügend Flüssigkeitsaufnahme sowie vitamin- und mineralstoffreiche Ernährung. Weiters empfiehlt sich eine tägliche Bürstenmassage und tägliche Wechselduschen – von den Füßen aufwärts Richtung Herz. Ist das Gewebe auf diese Weise gut durchblutet und ernährt, wird eine Massage der Problemzonen mit dem folgenden Körperöl bei regelmäßiger Anwendung zu einer sichtbaren Verbesserung der Hautstruktur führen.

ANWENDUNGSTIPS
Mischen Sie 100 ml Jojobaöl mit
10 Tropfen Wacholderöl,
10 Tropfen Rosmarinöl,
10 Tropfen Geraniumöl,

10 Tropfen Orangenöl,
  5 Tropfen Zypresse.
Mit diesem Massageöl behandeln Sie die betroffenen Stellen mit einem Looffahschwamm, einer Bürste oder einem Massagehandschuh.

**Gegen
Zellulitis**

Anwendungstips bei Krankheiten

Abszeß

Kompressen Bei einem Abszeß wendet man in der Aromatherapie Kompressen an. Diese werden auf die angeschwollenen Stellen gelegt und sollen Entzündungen eindämmen und die Schmerzen lindern. Bei einem Zahnabszeß empfiehlt es sich, heiße Kompressen solange auf das Gesicht aufzulegen, bis der Zahnarzt aufgesucht werden kann. KOMPRESSE BEI ZAHNABSZESS: Man füllt eine Schüssel mit einem halben Liter heißem Wasser – so heiß, daß man mit der Hand gerade noch hineingreifen kann – und gibt 5 Tropfen Kamillenöl blau dazu. Man faltet ein sauberes, saugfähiges Stück Stoff und taucht dieses mehrmals ins Wasser.
Achten Sie darauf, daß der Stoff soviel wie möglich von dem an der Oberfläche schwimmenden Öl aufnimmt. Winden Sie den Stoff aus und legen Sie ihn auf die schmerzende Stelle.
WIRKSAME ÖLE BEI ABSZESSEN:
Bergamotte, Kamille blau, Lavendel, Teebaum

Allergien

Linderung und Beruhigung Bei Allergien verwendet man ätherische Öle, die beruhigend und lindernd wirken, um die Überreaktion abzuschwächen. Je nach Art der Krankheit setzt man die Öle für Inhalationen, Kompressen oder Bäder ein.

Aber auch Massagen sind sehr wirksam, um die Überreaktionen des Körpers einzudämmen.
MASSAGEÖL:
Mischen Sie folgende ätherische Öle mit 100 ml kaltgepreßtem Pflanzenöl (z.B. Jojobaöl).
10 Tropfen Bergamotte
10 Tropfen Ylang-Ylang
3 Tropfen Jasmin
3 Tropfen Rose
4 Tropfen Sandelholz
WIRKSAME ÖLE BEI ALLERGIEN:
Kamille, Lavendel, Melisse

Angstzustände

Angst kann die verschiedensten Ursachen haben. Sie kann vor Prüfungen auftreten, vor wichtigen Entscheidungen im Berufsleben, vor Vorstellungsgesprächen und anderen Situationen, die das Leben verändern können. Die Auswirkungen können unterschiedlicher Natur sein:
• Schlaflosigkeit
• Allergien
• Kopfschmerzen
• Verdauungsprobleme
• Verkrampfte und verspannte Muskeln
Als optimale Behandlungsmethode eignen sich Massagen, Bäder und die Anwendung in der Duftlampe.

Gegen die Angst

MASSAGEÖL:
Mischen Sie folgende ätherische Öle mit 100 ml kaltgepreßtem Pflanzenöl:
5 Tropfen Bergamotte,
5 Tropfen Geranium,
5 Tropfen Melisse,
5 Tropfen Patchouli,

3 Tropfen Jasmin,
3 Tropfen Rose,
4 Tropfen Lavendel.
BAD:
Geben Sie folgende ätherische Öle auf ein Vollbad.
Da die ätherischen Öle sich nicht mit Wasser mischen, empfiehlt es sich, die Öle vorher mit Alkohol, Honig oder Milch zu mischen.
5 Tropfen Lavendel,
3 Tropfen Melisse,
2 Tropfen Ylang-Ylang.

Asthma

Bei Asthma handelt es sich um Atembeschwerden, die durch Muskelkrämpfe in den Bronchien entstehen. Der Platz, der für die aus der Lunge kommenden Luft zur Verfügung steht, wird eingeengt, das Ausatmen fällt schwerer als das Einatmen. Dadurch entsteht der typische Pfeiflaut bei Asthmaanfällen. Asthmaanfälle können durch Staub, Tierhaare, Federn oder Schimmelsporen ausgelöst werden. Auch

Auslösung Streß und Angst können Asthmaanfälle hervorrufen. In diesem Fall ist es wichtig, ein krampflösendes

Behandlung ätherisches Öl zu verwenden. Die beste Methode bei einem Asthmaanfall ist das direkte Inhalieren aus einem Fläschchen oder aus einem mit ätherischem Öl getränkten Taschentuch.
WIRKSAME ÖLE BEI ASTHMAANFÄLLEN:
Bergamotte, Kamille, Lavendel, Neroli.

Bindehautentzündung

Die Bindehautentzündung wird normalerweise
Ursache durch eine bakterielle oder virale Infektion verursacht. Einige Formen sind sehr ansteckend, daher sollte man bei der Behandlung äußerst sauber vor-

gehen und alle Behandlungsgegenstände besonders sorgfältig reinigen.
Am besten eignet sich zur Behandlung eine kalte **Behandlung**
Kompresse:
Eine Handvoll Kamillentee mit einem halben Liter
heißem Wasser überbrühen, auskühlen lassen und
abseihen. Ein bis zwei Tropfen Kamillenöl blau
hinzugeben und mit einem saugfähigen, sauberen
Stück Stoff auf das Auge auflegen. Sie können auch
über Nacht einen getränkten Wattebausch auf das
Auge geben.

Blähungen

Blähungen können durch falsche Ernährung verursacht werden. Übermäßige Gasbildung ist die Fol-
geerscheinung.
Massieren Sie die folgende *Massageölmischung* im **Hilfe gegen**
Uhrzeigersinn auf die Bauchdecke: **Blähungen**
    100 ml gepreßtes Pflanzenöl,
    5 Tropfen Basilikum,
    5 Tropfen Fenchel,
    5 Tropfen Majoran,
    5 Tropfen Pfefferminze,
    5 Tropfen Rosmarin,
    5 Tropfen Ingwer.

Blasenentzündung

Die Ursache für eine Blasenentzündung ist meist **Ursachen**
eine bakterielle Infektion, die Entzündung kann
aber auch durch Reizstoffe wie kristalline Ablage-
rungen im Urin ausgelöst werden. Enthält der Urin
Eiter oder Blut, oder haben Sie erhöhte Temperatur, sollten Sie dringend einen Arzt aufsuchen, da
eine Blasenentzündung zu einer Nierenbeckenent-
zündung führen kann.

Anwendung

KOMPRESSE BEI STARKEN SCHMERZEN:
Man füllt eine Schüssel mit einem halben Liter heißem Wasser – so heiß, daß man mit der Hand gerade noch hineingreifen kann – und gibt 5 Tropfen Kamillenöl blau dazu. Man faltet ein sauberes, saugfähiges Stück Stoff und taucht dieses mehrmals ins Wasser. Achten Sie darauf, daß der Stoff soviel wie möglich von dem an der Oberfläche schwimmenden Öl aufnimmt. Winden Sie den Stoff aus und legen Sie ihn anschließend auf den Unterbauch.

Mindestens einmal täglich ein Vollbad mit ca. 6 Tropfen Bergamotteöl.

Falls eine längere Behandlung notwendig ist, kann man auch Sandelholzöl (welches seit Jahrhunderten in Indien als Antiseptikum für die Harnwege verwendet wird) als Alternative einsetzen. Nach dem Vollbad empfiehlt sich eine Massage mit folgendem

MASSAGEÖL

Mischen Sie folgende ätherische Öle mit 50 ml kaltgepreßtem Pflanzenöl (z.B. Weizenkeimöl):

5 Tropfen Bergamotte,
5 Tropfen Lavendel,
5 Tropfen Sandelholz.

Blutdruck, zu hoher

Ursachen

Zu hoher Blutdruck kann gefährlich werden, da Herz, Blutgefäße und Nieren überdurchschnittlich belastet werden. Die Ursachen für zu hohen Blutdruck können sein:

• Fettablagerungen in Arterienwänden,
• Streß,
• falsche Ernährung,
• Übergewicht.

VOLLBAD
>2 Tropfen Lavendel,
>2 Tropfen Majoran,
>1 Tropfen Ylang-Ylang,
>mit Honig oder Milch.

vormischen und in das warme Wasser einrühren.
ENTSPANNENDES MASSAGEÖL
Mischen Sie folgende ätherische Öle mit 100ml kaltgepreßtem Pflanzenöl (z.B. Mandelöl):
>10 Tropfen Bergamotte,
>5 Tropfen Kamille,
>5 Tropfen Rose,
>5 Tropfen Weihrauch.

Weiters ist dringend eine Änderung der Eßgewohnheiten sowie die Einnahme von frischem Knoblauch zu empfehlen.

Blutdruck, zu niedriger

Zu niedriger Blutdruck ist wesentlich seltener und risikoärmer als hoher Blutdruck. Die Beschwerden sind jedoch sehr unangenehm, da der Betroffene leicht friert, er rasch ermüdet und zu Schwindel- und Ohnmachtsanfällen neigt.

Beschwerden

MASSAGEÖL
Mischen Sie folgende ätherische Öle mit 100 ml kaltgepreßtem Pflanzenöl (z.B. Avocadoöl):
>15 Tropfen Rosmarin,
>10 Tropfen Pfefferminze,
>5 Tropfen Pfeffer.

Auch Gymnastikübungen helfen, den Kreislauf in Schwung zu bringen.

Bronchitis

Man muß zwischen akuter und chronischer Bronchitis unterscheiden. Fieber und ein rauher

Symptome schmerzender Husten sind die Symptome einer akuten Bronchitis. Meist geht eine Virusentzündung der oberen Atemwege voraus – wie z.B. eine Erkältung oder Halsschmerzen – die sich auf die Lunge überträgt.

Durch die Behandlung mit ätherischen Ölen wird die Infektion bekämpft, das Fieber gesenkt und der Husten gelindert.

INHALATION

Mischen Sie folgende ätherische Öle mit 1–2 l Wasser und inhalieren Sie damit 2–3 mal täglich (5–10 Minuten pro Sitzung):

2 Tropfen Bergamotte,
3 Tropfen Lavendel,
2 Tropfen Eucalyptus.

EINREIBUNG

Mischen Sie zu 50 g Vaseline (erhältlich in der Apotheke), die Sie im Wasserbad schmelzen,

2 Tropfen Bergamotte,
2 Tropfen Sandelholz,
2 Tropfen Thymian.

Diese Einreibung massieren Sie mehrmals täglich auf die Brust.

Depressionen

Natürliche Alternative Die Aromatherapie bietet gerade bei dieser Krankheit eine unschädliche, natürliche und nicht abhängig machende Alternative zu Tabletten, die gegen Depressionen und Angstzustände verschrieben werden. Da Depressionen sehr viele Ursachen haben können, muß der Patient das für ihn wohlriechendste Öl wählen und verwenden.

WIRKSAME ÖLE BEI DEPRESSIONEN

Bergamotte, Basilikum, Geranium, Jasmin, Kamille, Lavendel, Melisse, Neroli, Patchouli, Sandelholz, Ylang-Ylang.

BAD
Mischen Sie 6 Tropfen Ihres gewählten Duftes (Sie können auch mehrere mischen) mit Honig oder Milch und rühren Sie diese Mischung ins Badewasser ein.
MASSAGEÖL
Mischen Sie 30 Tropfen Ihres gewählten Duftes mit 100 ml kaltgepreßtem Pflanzenöl und reiben Sie sich damit zweimal täglich ein.
DUFTLAMPE
5 Tropfen Bergamotteöl.

Ekzeme

Die Ursachen für Ekzeme können unterschiedlich sein. Manchmal werden sie durch Allergien hervorgerufen, aber auch Streß kann der Auslöser sein. Mitunter sind Ekzeme der Versuch des Organismus, angesammelte Giftstoffe über die Haut loszuwerden, insbesondere bei Fehlernährung oder Kost, die viele chemische Zusätze enthält.

Ursachen

KALTE KOMPRESSE ZUR LINDERUNG DES JUCK-REIZES
  2 Tropfen Kamille blau,
  2 Tropfen Melisse
mit 1 l kaltem Wasser in einer Schüssel mischen. Man faltet ein sauberes Stück Stoff und taucht dieses mehrmals ins Wasser. Achten Sie darauf, daß der Stoff soviel wie möglich von dem an der Oberfläche schwimmenden Öl aufnimmt. Winden Sie den Stoff aus und legen Sie ihn anschließend auf die schmerzende Stelle.
MASSAGEÖL
Mischen Sie folgende ätherische Öle mit 100 ml kaltgepreßtem Pflanzenöl:
  5 Tropfen Bergamotte,
  5 Tropfen Geranium,

5 Tropfen Kamille blau,
5 Tropfen Lavendel,
5 Tropfen Melisse,
5 Tropfen Neroli.
Zur *Entschlackung* dient ein Vollbad mit 3 Tropfen
Wacholderöl.

Erkältung

Virusinfektion Eine normale Erkältung beruht auf einer Virusinfektion des oberen Nasen- und Rachenraumes. Die
durch die Infektion entzündeten Schleimhäute
sind für Bakterien leichter angreifbar, was zu wei-
teren Infektionen wie zum Beispiel Nasennebenhöhlenentzündung oder auch zur Bronchitis führen kann.
INHALATION
Mischen Sie 3 Tropfen Teebaumöl mit 3 Tropfen
Eucalyptusöl.
Diese Mischung in 1–2 l dampfend heißes Wasser
geben und morgens und mittags damit inhalieren.
Für die Abendinhalation nehmen Sie statt Eucalyptusöl 3 Tropfen Lavendelöl.
EINREIBUNG
Man mischt 50 ml Vaseline (erhältlich in der Apotheke) mit
2 Tropfen Teebaum,
2 Tropfen Eucalyptus,
5 Tropfen Pfefferminze.
Die ätherischen Öle werden nach dem Schmelzen
der Vaseline (im Wasserbad) beigegeben, diese
Mischung wird gut gerührt. Sie eignet sich zur
Behandlung des Brustkorbes sowie als Einreibung
der Nase zur Lösung des Schnupfens.
ERKÄLTUNGSBAD
Mischen Sie mit Honig oder Milch mit
2 Tropfen Eucalyptusöl,

1 Tropfen Rosmarin,
1 Tropfen Kiefernadel,
1 Tropfen Pfefferminze.

Fieber

Fieber ist eine typische Reaktion des Körpers auf
eine Infektion. Die Temperatur erhöht die Aktivität
des Körpers, den Pulsschlag und den Stoffwechsel.
Dadurch wird die natürliche Abwehrkraft verstärkt. **Verstärkung**
Da Viren nur bei normaler Körpertemperatur ge- **der Abwehr-**
deihen, dient das Fieber dem Heilungsprozeß. **kraft**
FIEBERSENKENDE KOMPRESSE
Man füllt eine Schüssel mit einem halben Liter
kaltem Wasser und gibt
    2 Tropfen Bergamotte,
    2 Tropfen Lavendel,
    2 Tropfen Pfefferminze dazu.
Man faltet ein sauberes, saugfähiges Stück Stoff und
taucht dieses mehrmals ins Wasser. Achten Sie
darauf, daß der Stoff soviel wie möglich von dem
an der Oberfläche schwimmenden Öl aufnimmt.
Winden Sie den Stoff aus und legen Sie ihn auf die
Unterschenkel.

Frigidität

Die Ursachen für Frigidität können vielfältig sein: **Ursachen**
ein unsensibler Partner, Unkenntnis der Funktio-
nen des weiblichen Körpers, negative Kindheitser-
innerungen, Erziehung, religiöse Tabus oder die
Angst vor Schwangerschaft. Behutsame, sanfte
Ganzkörpermassagen mit ätherischen Ölen können sehr viel dazu beitragen, die Freude an der
eigenen Weiblichkeit zu finden.
MASSAGEÖL
Mischen Sie folgende ätherische Öle mit 100 ml
kaltgepreßtem Pflanzenöl (z.B. mit Jojobaöl).

15 Tropfen Ylang-Ylang,
5 Tropfen Neroli,
3 Tropfen Rose,
3 Tropfen Jasmin.

Fußpilz

Infektionsorte Die häufigsten Infektionsorte für Fußpilz sind öffentliche Badeanstalten und Umkleidekabinen. Die Infektion der äußeren Hornschicht sind mikroskopisch kleine Pilze, die im feuchtwarmen Klima von z.b. Sportschuhen besonders gut gedeihen. Um den Juckreiz zu lindern und die Infektion zu beseitigen, eignet sich folgende EINREIBUNG
Zu 50 ml reinem Alkohol (z.b. Weingeist) mischt man 10 Tropfen Teebaumöl und 5 Tropfen Lavendelöl.
Um den Pilz vollständig zu beseitigen, ist auch besondere Sauberkeit wichtig. Säubern Sie Ihre Zehen- und Fingernägel regelmäßig, da sich der Pilz oft unter den Nägeln einnistet und immer wieder Entzündungen verursacht.

Gelenksentzündung

Diese Krankheit ist auf ein chemisches Ungleichgewicht im Körper zurückzuführen, und zwar auf ein Zuviel an Harnsäure. Manche Menschen können Giftstoffe besser abbauen als andere, und auch innerhalb eines Menschen variiert diese Fähigkeit in Zusammenhang mit psychischen Faktoren wie Streß und Angst. Falsche Ernährung und wachsende Umweltverschmutzung tun ein übriges. Kommt es zu einer Überschreitung eines gewissen Maßes, lagert sich kristalline Harnsäure in den Gelenkspalten ab. Es entstehen Entzündungen, Steifheit und Schmerzen.

Die Aromatherapie setzt in diesem Fall bei einer Veränderung der Körperchemie an. Die angesammelten Giftstoffe müssen entfernt werden, eine weitere Ansammlung von Harnsäure muß verhindert werden. **Entgiftung**

Zur Entgiftung eignen sich Bäder, örtliche Massagen und Kompressen.

BAD

Da die ätherischen Öle sich nicht mit Wasser mischen, empfiehlt es sich, die Öle vorher mit Alkohol, Honig oder Milch zu mischen. Geben Sie folgende ätherische Öle auf ein Vollbad:

3 Tropfen Zypresse,

3 Tropfen Zitrone,

4 Tropfen Wacholder.

MASSAGEÖL

Zur Schmerzbehandlung mischen Sie folgende ätherische Öle mit 100 ml kaltgepreßtem Pflanzenöl (z.B. Jojobaöl):

5 Tropfen Kamille blau

5 Tropfen Lavendel

10 Tropfen Rosmarin

10 Tropfen Pfeffer

Zur akuten Schmerzbehandlung kann auch eine kalte Kompresse aufgelegt werden.

KOMPRESSE

Füllen Sie eine Schüssel mit einem halben Liter kaltem Wasser und geben Sie 2 Tropfen Pfefferöl, 2 Tropfen Ingweröl und 2 Tropfen Majoranöl dazu. Dann falten Sie ein sauberes, saugfähiges Stück Stoff und tauchen dieses mehrmals ins Wasser. Achten Sie darauf, daß der Stoff soviel wie möglich von dem an der Oberfläche schwimmenden Öl aufnimmt. Den Stoff auswinden und auf die schmerzende Stelle legen.

Grippe

Echte Grippe

Fälschlicherweise wird eine starke Erkältung oft als Grippe bezeichnet. Ärzte weisen immer wieder darauf hin, daß dies unrichtig ist und eine echte Grippe eine schwere Infektion darstellt, die auch als Epidemie auftreten kann.

Es ist ratsam, sofort bei den ersten Anzeichen einer Infektion ein Vollbad mit 2-3 Tropfen Teebaumöl zu nehmen. Das Badewasser sollte so heiß wie möglich sein. Nach dem Bad sofort ins Bett gehen, damit das Nachschwitzen zur Besserung des Zustandes beiträgt.

Da Grippe eine Infektionskrankheit ist, sollte der Krankenraum regelmäßig mit folgender Mischung desinfiziert werden:

DESINFEKTIONSRAUMSPRAY

Geben Sie in 100 ml reinen Alkohol
   20 Tropfen Teebaumöl,
   20 Tropfen Eucalyptus.

Diese Mischung füllen Sie in eine Zerstäuberflasche und sprühen damit den Patientenraum einmal in der Stunde aus.

Da diese Krankheit den Organismus stark schwächt, fühlt man sich oft noch lange schwach und antriebslos. In dieser Phase wird eine Massage mit folgendem Massageöl empfohlen.

MASSAGEÖL

Mischen Sie folgende ätherische Öle mit 100 ml kaltgepreßtem Pflanzenöl (z.B. Weizenkeimöl):
   15 Tropfen Bergamotte,
   15 Tropfen Rosmarin.

Halsentzündung

Eine Halsentzündung kann durch die Verschleppung einer vorangegangenen Mandelentzündung

oder ähnlicher Infektionen des Rachenraumes entstehen.Die idealste Behandlungsmethode ist häufiges Inhalieren und Gurgeln.
GURGELWASSER
¼ l warmes Wasser mit 2 Tropfen Thymian und 1 Tropfen Zitronenöl mischen und morgens und abends gurgeln.
INHALATION
3 Tropfen Thymianöl mit 3 Tropfen Ingweröl mischen, in 1 l heißes Wasser geben und damit 2–3 mal täglich inhalieren.

Inhalieren und Gurgeln

Herzbeschwerden

Die Gründe für Herzprobleme können vielfältig sein. Da der Patient die Ursache meist nicht selbst feststellen kann, ist eine ärztliche Untersuchung unbedingt notwendig.
Wird jedoch durch Angst, Ärger oder andere unangenehme Umstände die Herztätigkeit so stark angeregt, daß es zu Herzklopfen oder zu Herzjagen kommt, empfiehlt sich eine regelmäßige Massage mit folgendem Massageöl.
MASSAGEÖL
Mischen Sie folgende ätherische Öle mit 100 ml kaltgepreßtem Pflanzenöl (z.B. Avocadoöl):
10 Tropfen Lavendel,
5 Tropfen Kamille,
5 Tropfen Neroli,
5 Tropfen Rose,
5 Tropfen Ylang-Ylang.

Ärztliche Untersuchung ist notwendig

Impotenz

In der heutigen Zeit ist gerade durch Streß und Angst um die Existenz (Einkommen, Gesundheit, Beruf) eine Häufung dieser Krankheit festzustellen.

155

Da Impotenz meist auf den geistigen und seelischen Zustand zurückzuführen ist, wird der Einsatz von streßabbauenden Massageölen empfohlen.
MASSAGEÖL
Mischen Sie folgende ätherische Öle mit 100 ml kaltgepreßtem Pflanzenöl (z.B. Mandelöl):
20 Tropfen Sandelholz,
5 Tropfen Jasmin,
5 Tropfen Patchouli.
Um das Problem ganzheitlich in den Griff zu bekommen, sollte man bei der Ernährung auf Vitamine und Mineralstoffe achten. Auch auf Alkohol sollte man verzichten.

Kehlkopfentzündung

Ursachen Entzündungen des Kehlkopfs können durch eine Infektion (z.B. Husten, Erkältung) oder durch eine mechanische Reizung (Inhalieren von Reizstoffen, Schreien, Rauchen) ausgelöst werden.
Trockene Luft, die durch Zentralheizung oder Klimaanlage entsteht, verschlimmert den Zustand. Da sich im Kehlkopf die Stimmbänder befinden, kommt es oft zu Heiserkeit oder völligem Stimmverlust.
Die wichtigste medizinische Behandlung ist die Dampfinhalation, da der Dampf das Atmen erleichtert und die Entzündung lindert.
INHALATION
2 Tropfen Lavendelöl, 3 Tropfen Thymianöl und 1 Tropfen Sandelholzöl in 1 l heißes Wasser geben und damit 3 x täglich inhalieren.

Kopfschmerzen

Kopfschmerzen haben meist einen unmittelbaren Grund, wie z.B. Überanstrengung der Augen, Mü-

digkeit, schlechte Luft oder seelische Spannungen.
Bei leichten Kopfschmerzen reicht es, sich mit
einigen Tropfen Lavendel- oder Pfefferminzöl die
Schläfen einzureiben.

Leichte Kopfschmerzen

Bei starken Kopfschmerzen hilft die folgende kalte
KOMPRESSE

Starke Kopfschmerzen

Man füllt eine Schüssel mit einem halben Liter
kaltem Wasser und gibt 3 Tropfen Pfefferminzöl
und 2 Tropfen Lavendelöl dazu. Man faltet ein
sauberes, saugfähiges Stück Stoff und taucht dieses
mehrmals ins Wasser. Achten Sie darauf, daß der
Stoff soviel wie möglich von dem an der Oberfläche
schwimmenden Öl aufnimmt. Winden Sie den
Stoff aus und legen Sie ihn in den Nacken.

Leber

Unsere Leber ist nach der Haut das größte Organ
unseres Körpers.

Sie erfüllt so lebenswichtige Funktionen wie Stoffwechsel, Entgiftung und die Herstellung von Galle,
die zur Verdauung von Fetten benötigt wird.

Funktionen

Durch übermäßigen Alkoholkonsum und falsche
Ernährung kann die Leber geschädigt werden und
ihre Aufgaben nicht mehr zur Gänze erfüllen.
Durch lang andauernde ungesunde Lebensweise
wird die Leber derart übermäßig belastet, daß es
zu Gelbsucht oder Leberstauungen kommen kann.
Das wichtigste ätherische Öl bei Leberproblemen
ist das Rosmarinöl, da es die Gallenproduktion
anregt und bei Gelbsucht Erleichterung bringt.
BAD
Da sich die ätherischen Öle nicht mit Wasser mischen, empfiehlt es sich, die Öle vorher mit Alkohol, Honig oder Milch zu mischen.
Geben Sie folgende ätherische Öle auf ein Vollbad:

5 Tropfen Rosmarin,
3 Tropfen Pfefferminze,
2 Tropfen Kamille.
MASSAGEÖL
Mischen Sie folgende ätherische Öle mit 100 ml
kaltgepreßtem Pflanzenöl:
10 Tropfen Rosmarin,
5 Tropfen Thymian,
5 Tropfen Zypresse,
3 Tropfen Kamille,
7 Tropfen Pfefferminze.

Menstruation

Behandlung von Schmerzen Die Aromatherapie ist zur Behandlung von Menstruationsproblemen hervorragend geeignet. Das häufigste Problem sind die Schmerzen, die ihre Ursache in krampfartigen Kontraktionen der Gebärmuttermuskulatur haben. Bei diesen Schmerzen bringt eine sanfte Bauchmassage meistens rasche Linderung.
MASSAGEÖL
Mischen Sie folgende ätherische Öle mit 100 ml
kaltgepreßtem Pflanzenöl (z.B. Mandelöl):
10 Tropfen Majoran,
10 Tropfen Lavendel,
5 Tropfen Kamille,
5 Tropfen Salbei.
Bei verzögerter Menstruation:
10 Tropfen Rosmarin,
5 Tropfen Basilikum,
5 Tropfen Fenchel,
10 Tropfen Wacholder.
Bei besonders schweren Blutungen:
10 Tropfen Zypresse,
20 Tropfen Rose.
Bei Verdacht auf Schwangerschaft, Ausbleiben der

Regel oder Zwischenblutungen muß unbedingt ein Frauenarzt zu Rate gezogen werden.

Müdigkeit

Ätherische Öle sind gegen Müdigkeit wirksamer und vor allem ohne schädliche Nebenwirkungen gegenüber anderen »Muntermachern« wie Kaffee, Tee und Alkohol.

Behandlung ohne schädliche Nebenwirkungen

BELEBENDES BAD
Da sich die ätherischen Öle nicht mit Wasser mischen, empfiehlt es sich, die Öle vorher mit Alkohol, Honig oder Milch zu mischen.
Geben Sie folgende ätherische Öle auf ein Vollbad:
  2 Tropfen Geranium,
  2 Tropfen Rosmarin,
  2 Tropfen Majoran.
BELEBENDES MASSAGEÖL:
Mischen Sie folgende ätherische Öle mit 100 ml kaltgepreßtem Pflanzenöl:
  10 Tropfen Kiefernnadel,
  5 Tropfen Basilikum,
  10 Tropfen Rosmarin,
  3 Tropfen Thymian,
  2 Tropfen Muskatnuß.

Muskelschmerzen

Jede Art von körperlicher Überanstrengung, wie zuviel Sport, zu lange Wanderungen oder einseitige Belastungen können zu Muskelschmerzen führen. Aber auch Bettlägerigkeit führt zu Problemen mit der Muskulatur.
ENTSPANNUNGSBAD
Da sich die ätherischen Öle nicht mit Wasser mischen, empfiehlt es sich, die Öle vorher mit Alkohol, Honig oder Milch zu mischen. Geben Sie folgende ätherische Öle auf ein Vollbad:

159

2 Tropfen Kamille,
2 Tropfen Lavendel,
2 Tropfen Majoran.
ENTSPANNENDES MASSAGEÖL
Mischen Sie folgende ätherische Öle mit 100 ml
kaltgepreßtem Pflanzenöl:
10 Tropfen Rosmarin,
10 Tropfen Pfeffer,
10 Tropfen Wacholder.
Um die Effizienz zu erhöhen, sollte man vor und
nach dem Training das Massageöl verwenden.

Nasenbluten

Nasenbluten wird durch kleinste Verletzungen hervorgerufen, kann aber auch Symptom eines erhöh-
ten Blutdrucks oder anderer ernsthafter Störungen
sein.

Behandlung Das einfachste Mittel gegen Nasenbluten besteht
darin, ein Wattekügelchen mit kaltem Wasser und
2 Tropfen Zitronenöl anzufeuchten und tief ins
Nasenloch zu stecken. Bei sehr starkem Nasenbluten kann man diese Methode noch mit einer eis-
kalten Kompresse (welche mit Lavendelöl zuberei-
tet wird) auf dem Nacken beschleunigen.

Rheuma

Entgiftung Da Rheumatismus seine Ursache in Giftstoffen hat,
die sich in den Muskeln ablagern, ist es sehr wichtig, diese Stoffe durch Massage und aromatische
Bäder aus dem Körper zu bringen.
BAD
Da sich die ätherischen Öle nicht mit Wasser mischen, empfiehlt es sich, die Öle vorher mit Alkohol, Honig oder Milch zu mischen.
Geben Sie folgende ätherische Öle auf ein Vollbad:

2 Tropfen Wacholder,
2 Tropfen Lavendel,
2 Tropfen Rosmarin.
MASSAGEÖL
Mischen Sie folgende ätherische Öle mit 100 ml
kaltgepreßtem Pflanzenöl:
  10 Tropfen Rosmarin,
  10 Tropfen Lavendel,
   5 Tropfen Kamille,
   5 Tropfen Majoran.

Schlaflosigkeit

In der heutigen Zeit, wo Streß und Hektik unser
Leben bestimmen, wird Schlaflosigkeit zu einem
immer häufiger auftretenden Problem. Alkohol, **Ein häufiges**
Kaffee und Tee tun ein übriges, um uns den Schlaf **Problem**
zu rauben. Deshalb ist es gerade nach einem hektischen Arbeitstag wichtig, Ruhe und Entspannung
zu finden. Am besten eignet sich dazu ein nicht zu
warmes Bad mit einer anschließenden Massage.
BAD
Da sich die ätherischen Öle nicht mit Wasser mischen, empfiehlt es sich, die Öle vorher mit Alkohol, Honig oder Milch zu mischen.
Geben Sie folgende ätherische Öle auf ein Vollbad:
  3 Tropfen Lavendel,
  2 Tropfen Kamille,
  1 Tropfen Ylang-Ylang.
MASSAGEÖL:
Mischen Sie folgende ätherische Öle mit 100 ml
kaltgepreßtem Pflanzenöl:
  10 Tropfen Lavendel,
   5 Tropfen Kamille,
   5 Tropfen Neroli,
   5 Tropfen Sandelholz,
   5 Tropfen Ylang-Ylang.

Für Kleinkinder verwenden Sie maximal die halbe Dosierung bzw. geben Sie 2–3 Tropfen Lavendelöl auf das Kopfkissen.

Sonnenbrand

Sonnenbrand ist eine Verbrennung

Einen Sonnenbrand behandelt man wie jede andere Verbrennung. Auch eine leichte Rötung der Haut sollte nicht auf die leichte Schulter genommen werden. In diesem Fall eignet sich am besten ein lauwarmes Vollbad mit 5 Tropfen Kamillenöl. Bei schwereren Fällen nimmt man das wesentlich wirksamere Lavendelöl.

Mischen Sie 10 Tropfen Öl mit einem Eßlöffel abgekochtem, abgekühltem Wasser und betupfen Sie die betroffenen Hautstellen mit einem getränkten Wattebausch. Auf Bläschen kann man das Lavendelöl auch pur auftragen.

Streß

Ursachen

Streß ist eines der größten Gesundheitsprobleme der zivilisierten Welt. Die Ursachen können im privaten Bereich, im Beruf oder in der unmittelbaren Umwelt liegen. Schlechte Beleuchtung, Lärm und verschmutzte Luft verursachen genauso Streß wie finanzielle oder familiäre Schwierigkeiten.

Streß kann aber auch von Arbeitskollegen, Kunden oder Vorgesetzten übertragen werden.

Das eigentliche Problem ist aber nicht der Streß, sondern seine Auswirkungen wie Schlaflosigkeit, Nervosität, Gereiztheit, Allergien, Konzentrationsschwäche bis hin zum Herzinfarkt.

Deshalb ist es wichtig, den Streß in den Griff zu bekommen.

Die Aromatherapie ist eines der sanftesten und effektivsten Hilfsmittel.

Nehmen Sie nach einem hektischen Arbeitstag ein entspannendes Bad mit anschließender Massage, und der Körper wird den Streß schneller abbauen.

BAD
Da sich die ätherischen Öle nicht mit Wasser mischen, empfiehlt es sich, die Öle vorher mit Alkohol, Honig oder Milch zu mischen.
Geben Sie folgende ätherische Öle auf ein Vollbad:
3 Tropfen Lavendel,
2 Tropfen Neroli,
1 Tropfen Rose.

MASSAGEÖL
Mischen Sie folgende ätherische Öle mit 100 ml kaltgepreßtem Pflanzenöl:
10 Tropfen Lavendel,
5 Tropfen Bergamotte,
5 Tropfen Kamille,
5 Tropfen Rose,
5 Tropfen Rosmarin.

Verbrennungen

Bei Verbrennungen jeder Art eignet sich Lavendelöl zur Behandlung. Es ist nicht nur ein wirksames Antiseptikum, sondern es lindert auch die Schmerzen. Außerdem fördert es die Wundheilung und verringert die Narbenbildung.

**Erste Hilfe
Lavendelöl**

Als Erste-Hilfe-Maßnahme geben Sie ein paar Tropfen Lavendelöl auf ein Stück Verbandmull und bedecken damit die Wunde (alle paar Stunden wechseln). Auf kleinere, nicht offene Brandwunden kann das Lavendelöl pur aufgetragen werden.

Verstauchungen

Die häufigste Folge von Verstauchungen sind Schwellungen auf dem betroffenen Gelenk. Dieses

**Sofort-
maßnahme**

fühlt sich dann heiß an, und Bewegungen sind äußerst schmerzhaft. Als Sofortmaßnahme eignet sich eine kalte Kompresse, welche auf die betroffene Stelle aufgelegt wird. Diese wirkt schmerzlindernd und läßt die Schwellung schneller abklingen.

KOMPRESSE
Man füllt eine Schüssel mit einem halben Liter kaltem Wasser und gibt 3 Tropfen Kamillenöl blau und 2 Tropfen Lavendelöl dazu.
Man faltet ein sauberes, saugfähiges Stück Stoff und taucht dieses mehrmals ins Wasser. Achten Sie darauf, daß der Stoff soviel wie möglich von dem an der Oberfläche schwimmenden Öl aufnimmt.
Winden Sie den Stoff aus und legen Sie ihn auf die schmerzende Stelle.

MASSAGEÖL
Mischen Sie folgende ätherische Öle mit 100 ml kaltgepreßtem Pflanzenöl:
20 Tropfen Kamille,
10 Tropfen Lavendel.
Um den Heilungsprozeß zu beschleunigen, sollte das betroffene Gelenk durch Bandagieren ruhiggestellt werden.

Zahnfleischentzündung

**Schmerzendes
Zahnfleisch
und Zahn-
fleischbluten**

Die Ursache für die Entzündung des Zahnfleisches ist meist eine bakterielle Infektion. Sie macht sich durch schmerzendes Zahnfleisch beim Zähneputzen oder beim Essen von festen Lebensmitteln (Äpfel und Brot) bemerkbar.
Eine häufige Begleiterscheinung ist auch das Zahnfleischbluten. Zur Vorbeugung und Behandlung ist eine gründliche Mundhygiene dringend erforderlich. Nach dem Zähneputzen spülen Sie die Zähne 2 mal täglich mit einem Glas Wasser, dem Sie 2 Teelöffel der folgenden Mischung beigeben.

MUNDWASSER
200 ml reinen Alkohol (Weingeist),
  30 Tropfen Thymian,
  30 Tropfen Pfefferminze,
  5 Tropfen Salbei,
  5 Tropfen Fenchel.
Den Rest verwahren Sie in einer braunen Glasfla- **Aufbewahrung**
sche, die Sie gut verschließen.

Register

Krankheiten und Anwendungen

Abszeß: Kamille, Geranium, Lavendel, Citronella, Bohnenkraut, Nelke, Thymian

Abwehrkraft steigernd: Lavendel, Citronella, Bergamotte, Eucalyptus, Zimt, Teebaum, Cajeput, Salbei

Akne: Bergamotte, Cajeput, Teebaum, Eucalyptus, Kamille, Wacholder, Sandelholz

Allergie: Kamille, Lavendel, Geranium, Cajeput, Rose

Alpträume: Kamille, Lavendel, Sandelholz, Neroli, Petitgrain, Weihrauch

Alterserscheinungen: Bohnenkraut, Majoran, Origanum, Rosmarin, Thymian

Analfistel: Lavendel, Pfefferminz

Angstzustände: Geranium, Kamille, Lavendel, Melisse, Basilikum, Salbei, Muskat, Jasmin, Patchouli, Ylang-Ylang

Ansteckungsgefahr (in Grippezeiten): Eucalyptus, Cajeput, Teebaum, Thymian, Wacholder

Antidepressivum: Bergamotte, Geranium, Jasmin, Patchouli, Rose, Rosenholz, Sandelholz, Ylang-Ylang

Antriebslosigkeit: Wacholder, Rosmarin, Bohnenkraut, Citronella, Thymian, Bergamotte, Salbei, Muskatnuß

Aphrodisierend: Geranium, Jasmin, Muskat, Patchouli, Rose, Rosenholz, Sandelholz, Ylang-Ylang

Appetitlosigkeit: Orange, Citronella, Bergamotte, Majoran, Anis, Muskatnuß, Origanum, Pfeffer, Salbei, Zitrone

Arteriosklerose: Melisse, Wacholder, Rosmarin, Zitrone, Majoran

Asthma: Lavendel, Eucalyptus, Cajeput, Niaouli, Pfefferminz, Thymian, Rosmarin, Melisse, Anis, Fichtennadel, Majoran, Wacholder, Zitrone

Aufregung: Rose, Rosenholz, Sandelholz, Weihrauch, Geranium

Augenerkrankung: Kamille, Bergamotte, Sandelholz, Geranium, Rose

Ausfluß: Bergamotte, Lavendel, Cajeput, Patchouli, Rose, Sandelholz
Bauchkrämpfe: Kamille, Anis, Lavendel, Majoran, Melisse
Beruhigend: Lavendel, Melisse, Geranium, Mandarine, Basilikum, Kamille, Patchouli, Ylang-Ylang, Bergamotte
Blähungen: Pfefferminz, Anis, Majoran, Ingwer, Origanum, Bergamotte, Kamille, Thymian, Bohnenkraut, Fenchel
Blasenentzündung: Lavendel, Sandelholz, Wacholder, Kamille, Eucalyptus, Cajeput, Fenchel, Fichtennadel, Pfefferminz, Thymian, Zimt
Blutarmut: Kamille, Thymian, Zitrone
Blutdruck, hoch: Majoran, Ylang-Ylang, Basilikum, Melisse, Neroli, Lavendel
Blutdruck, niedrig: Rosmarin, Thymian, Salbei, Pfefferminz
Blutreinigend: Wacholder, Zitrone
Blutungen: Eucalyptus, Geranium, Rose, Zitrone
Brandverletzungen: Teebaum, Lavendel, Rosmarin, Cajeput, Eucalyptus, Kamille, Salbei
Brechreiz: Zitrone, Pfefferminz, Melisse, Basilikum, Anis, Fenchel
Bronchitis: Basilikum, Thymian, Eucalyptus, Lavendel, Pfefferminze, Latschenkiefer, Teebaum, Anis, Cajeput, Salbei, Weihrauch
Brustentzündung (Brustwarzen): Kamille, Geranium, Rose
Bruststau: Geranium, Pfefferminz
Cholesterinspiegel (zu hoch): Rosmarin, Citronella, Thymian
Couperose (geplatzte Äderchen): Wacholder, Citronella
Darmentzündung: Lavendel, Melisse, Geranium, Ylang-Ylang, Neroli, Sandelholz, Patchouli, Bergamotte, Basilikum, Kamille, Teebaum, Pfefferminz
Depressionen: Rose, Rosenholz, Ylang-Ylang, Jasmin, Bergamotte, Geranium, Lemongras, Neroli
Desinfektion (Räume): Lavendel, Thymian, Wacholder, Citronella, Eucalyptus, Salbei, Zimt, Nelke, Oregano, Teebaum
Diphterie: Bergamotte, Eucalyptus, Lavendel
Durchblutungsstörungen: Rosmarin, Nelke, Wacholder, Majoran, Thymian, Zimt, Niaouli, Muskatnuß, Pfeffer
Durchfall: Bohnenkraut, Geranium, Orange, Kamille, Lavendel, Pfefferminze, Rosmarin, Sandelholz, Zimt, Eucalyptus, Wacholder, Zitrone, Muskatnuß, Pfeffer
Eifersucht: Ylang-Ylang, Kamille, Jasmin, Baldrian, Geranium

Einsamkeit: Ingwer, Kamille, Fenchel
Ekzem: Lavendel, Kamille, Bergamotte, Geranium, Wacholder, Salbei
Entscheidungsnotstand: Rosmarin, Zitrone, Salbei, Eucalyptus, Lemongras
Entzündungshemmend: Geranium, Kamille, Lavendel, Melisse, Pfefferminze, Teebaum
Epilepsie: Lavendel, Basilikum, Rosmarin
Erkältung, Grippe: Thymian, Zimt, Nelke, Cajeput, Eucalyptus, Salbei, Citronella, Lavendel, Niaouli, Ingwer, Basilikum, Rosmarin, Latschenkiefer, Teebaum
Erschöpfung: Pfefferminze, Rosmarin, Thymian, Cajeput
Falten: Neroli, Rose, Weihrauch
Fettleibigkeit: Bergamotte, Patchouli, Wacholder, Zitrone
Fieber: Lavendel, Teebaum, Zitrone, Melisse, Eucalyptus, Kamille, Pfefferminze, Bergamotte, Basilikum, Rosmarin, Pfeffer
Fieberblasen: Melisse, Bergamotte, Kamille, Citronella, Eucalyptus
Frigidität: Patchouli, Sandelholz, Ylang-Ylang, Nelke, Geranium, Rose, Jasmin
Frostbeulen: Lavendel, Zitrone, Geranium, Kamille, Majoran, Rosmarin, Pfeffer, Rose, Wacholder
Füße (schmerzende): Pfefferminze, Rosmarin, Lavendel
Fußpilz: Thymian, Eucalyptus, Pfefferminz, Zitrone, Rosmarin, Lavendel
Gallenerkrankung: Rosmarin, Bergamotte, Citronella, Geranium, Kamille, Pfefferminze, Eucalyptus, Fichtennadel
Gastritis: Kamille, Rose, Pfefferminze, Geranium
Gedächtnisschwäche: Orange, Zitrone, Bergamotte, Thymian, Rosmarin, Pfefferminze, Basilikum, Majoran, Eucalyptus, Nelke
Geistige Überarbeitung: Thymian, Basilikum, Bohnenkraut, Rosmarin
Geschwüre: Kamille, Lavendel, Eucalyptus, Bergamotte, Nelke, Bohnenkraut, Cajeput, Niaouli, Patchouli, Rose
Gewebeschwäche: Orange, Grapefruit, Zypresse, Zitrone, Wacholder
Gewebefestigend: Geranium, Patchouli, Pfefferminze, Sandelholz, Rosmarin, Wacholder
Gicht: Wacholder, Rosmarin, Thymian, Basilikum, Zimt, Fenchel, Fichtennadel

Grippe: Teebaum, Eucalyptus, Pfefferminze, Cajeput, Fenchel, Fichtennadel, Lavendel, Melisse, Rosmarin, Salbei, Thymian, Zimt, Zitrone
Gürtelrose: Pfefferminze, Melisse, Lavendel, Geranium, Eucalyptus, Teebaum, Cajeput
Haarausfall: Rosmarin, Eucalyptus, Salbei, Basilikum, Thymian
Haar fett: Citronella, Zitrone, Melisse, Lavendel, Bergamotte, Wacholder, Geranium
Haar trocken: Ylang-Ylang
Haar dunkel: Rosmarin, Geranium, Rosenholz
Haar hell: Kamille, Citronella, Zitrone
Haar geschädigt: Rosenholz, Geranium, Sandelholz, Lavendel, Orange
Haarschuppen: Eucalyptus, Rosmarin, Kamille, Lavendel, Melisse
Halsentzündung: Sandelholz, Zitrone, Thymian, Eucalyptus, Cajeput, Salbei, Geranium, Melisse, Ingwer
Hämorrhoiden: Kamille, Wacholder, Lavendel, Zypresse
Harntreibend: Lavendel, Salbei, Wacholder, Sandelholz, Rosmarin, Geranium
Hautprobleme: Lavendel, Eucalyptus, Kamille, Wacholder, Bergamotte, Sandelholz, Pfefferminze
Herzbeschwerden: Melisse, Lavendel, Neroli, Geranium, Anis, Majoran, Ylang-Ylang, Pfefferminze, Rose, Jasmin
Heuschnupfen: Kamille, Orange, Lavendel, Fichtennadel, Cajeput, Eucalyptus, Pfefferminze, Salbei, Teebaum, Zypresse
Hexenschuß: Pfefferminze, Pfeffer
Husten: Basilikum, Eucalyptus, Pfefferminze, Sandelholz, Wacholder, Niaouli, Cajeput, Fichtennadel, Latschenkiefer, Pfeffer, Zimt, Zypresse
Hysterie: Basilikum, Lavendel, Jasmin, Mandarine, Melisse, Neroli, Orange, Petitgrain, Rose, Rosenholz, Sandelholz, Ylang-Ylang
Immunsystem, stärkend: Melisse, Lavendel, Bergamotte, Cajeput, Eucalyptus, Geranium, Teebaum
Impotenz: Zimt, Sandelholz, Pfeffer, Zypresse, Fichtennadel, Bohnenkraut, Basilikum, Anis
Insektenabwehr: Lavendel, Nelke, Eucalyptus, Salbei, Zypresse
Insektenstiche: Lavendel, Zitrone, Melisse, Basilikum, Majoran, Bohnenkraut, Zimt, Nelke, Salbei, Teebaum
Ischias: Lavendel, Kamille

Juckreiz: Kamille, Lavendel, Pfefferminze, Bergamotte, Zitrone, Sandelholz, Niaouli, Cajeput

Kater (nach übermäßigem Alkoholkonsum): Pfefferminze, Eucalyptus, Zitrone

Kehlkopfentzündung: Salbei, Sandelholz, Thymian, Citronella, Cajeput, Lavendel

Konzentrationsschwäche: Lemongras, Teebaum, Salbei, Rosmarin, Pfefferminze, Eucalyptus, Cajeput

Kopfläuse: Rosmarin, Eucalyptus, Geranium, Lavendel, Bohnenkraut, Zimt

Kopfschmerzen: Lavendel, Majoran, Kamille, Rose, Pfefferminze, Eucalyptus, Zitrone

Krampfadern: Wacholder, Zitrone, Bergamotte, Rosmarin, Zypresse

Lebererkrankungen: Kamille, Rosmarin, Wacholder, Geranium, Pfefferminze

Lungenentzündung: Teebaum, Cajeput, Niaouli, Eucalyptus, Fichtennadel, Rosmarin

Lymphdrüsenentzündung, Lymphstau: Zitrone, Zypresse, Salbei, Rosmarin, Teebaum

Magenerkrankungen: Kamille, Geranium, Anis, Ingwer, Basilikum, Bohnenkraut, Melisse, Majoran, Rosmarin, Zimt, Muskatnuß, Nelke, Zitrone, Pfefferminze, Teebaum

Malaria: Eucalyptus, Basilikum, Teebaum

Mandelentzündung: Geranium, Bergamotte, Sandelholz, Salbei, Thymian, Kamille

Masern: Eucalyptus, Kamille, Lavendel, Bergamotte, Teebaum

Migräne: Melisse, Majoran, Eucalyptus, Pfefferminze, Rosmarin

Menstruation (nicht regelmäßig): Rose, Melisse, Kamille

Menstruation (Schmerzen): Kamille, Majoran, Melisse, Pfefferminze, Wacholder, Sandelholz, Geranium, Zypresse, Teebaum, Salbei, Rose, Jasmin

Menstruation (zu schwach oder fehlend): Lavendel, Majoran, Pfefferminze, Zimt, Zypresse, Wacholder, Origanum, Salbei, Rosmarin, Basilikum

Mottenabwehr (im Kleiderschrank): Zeder, Teebaum, Lavendel, Eucalyptus, Cajeput

Müdigkeit: Wacholder, Geranium, Rosmarin, Thymian, Basilikum, Majoran
Mundgeruch: Pfefferminze, Eucalyptus, Zitrone, Salbei, Basilikum, Teebaum
Mundgeschwüre: Salbei, Melisse, Sandelholz, Teebaum
Mundpilz: Patchouli, Melisse, Lavendel, Eucalyptus
Muskelkater: Pfeffer, Pfefferminze, Lavendel, Rosmarin, Kamille
Muskelverspannung: Wacholder, Rosmarin, Zitrone, Lavendel, Cajeput, Kamille, Pfeffer
Nagelpflege: Citronella
Narben: Neroli, Lavendel, Rosenholz
Nasenbluten: Zitrone, Zypresse, Weihrauch
Nasennebenhöhlenentzündung: Eucalyptus, Lavendel, Nelke, Basilikum, Zitrone, Lemongras, Niaouli, Fichtennadel, Kamille, Pfefferminze, Teebaum
Nebennierenrindenerkrankungen: Geranium, Bohnenkraut, Rosmarin, Salbei
Nervenentzündung, -schmerzen: Kamille, Geranium, Lavendel, Pfefferminze, Rose, Rosmarin
Nervenüberreizung: Lavendel, Lemongras, Zypresse, Ylang-Ylang, Sandelholz, Neroli, Patchouli, Pfefferminze, Jasmin, Mandarine
Neurodermitis: Lavendel, Rose
Nierenerkrankungen: Wacholder, Sandelholz, Geranium, Eucalyptus, Rose, Weihrauch, Zypresse
Niesanfälle: Anis, Fenchel
Ohnmacht: Rosmarin, Pfefferminze, Petitgrain, Neroli, Lavendel
Ohrenentzündung, -schmerzen: Lavendel, Kamille, Pfefferminze, Basilikum, Cajeput, Zitrone
Pessimismus: Ylang-Ylang, Rose, Jasmin, Bergamotte, Zitrone, Orange
Prellungen, Zerrungen: Pfefferminze, Rosmarin, Nelke, Zimt, Salbei, Lavendel
Prostataentzündung: Sandelholz, Wacholder, Zypresse, Fichtennadel
Reiseübelkeit: Pfefferminze, Lavendel
Rheuma: Wacholder, Rosmarin, Eucalyptus, Citronella, Majoran, Kamille, Cajeput, Lavendel, Ingwer, Lemongras, Muskatnuß, Niaouli, Pfeffer, Origanum, Zypresse

Röteln: Eucalyptus, Pfefferminze
Rückenschmerzen: Pfeffer, Pfefferminze, Rosmarin, Lavendel
Scharlach: Eucalyptus, Pfefferminze, Cajeput, Teebaum, Niaouli
Scheidenpilz: Patchouli, Melisse, Lavendel, Eucalyptus, Teebaum
Schlaflosigkeit: Melisse, Lavendel, Geranium, Neroli, Majoran, Sandelholz, Ylang-Ylang, Kamille, Jasmin, Orange bitter, Bergamotte, Basilikum, Rose, Rosenholz, Petitgrain, Weihrauch
Schilddrüsenüberfunktion: Salbei
Schlaganfall: Salbei
Schlangenbiß: Lavendel
Schluckauf: Basilikum, Sandelholz
Schmerzstillend: Pfefferminze, Kamille, Cajeput, Bergamotte, Geranium, Rosmarin
Schnupfen: Teebaum, Eucalyptus, Cajeput, Fichtennadel, Weihrauch
Schwangerschaftserbrechen: Pfefferminze, Lavendel
Schwangerschaftsstreifen: Lavendel, Rosenholz, Neroli
Schweißreduzierend: Zypresse, Salbei
Schwindelanfälle: Lavendel, Pfefferminze, Rosmarin
Sexuelle Übererregtheit: Majoran
Sodbrennen: Pfefferminze, Pfeffer, Zitrone, Sandelholz
Sonnenbrand: Lavendel, Kamille, Teebaum
Sonnenstich: Lavendel, Rose, Pfefferminze
Stimmverlust: Lavendel, Salbei
Stockschnupfen: Kamille, Majoran
Streß: Lavendel, Baldrian, Melisse, Ylang-Ylang, Rose, Neroli
Tripper: Bergamotte, Eucalyptus, Lavendel, Sandelholz, Zitrone, Cajeput
Tuberkulose: Bergamotte, Eucalyptus, Teebaum, Cajeput, Niaouli, Lavendel, Sandelholz, Pfefferminze, Origanum
Typhus: Lavendel, Zitrone, Eucalyptus
Vaginalinfektion: Teebaum, Kamille
Vegetatives Nervensystem:
– stärkend: Melisse, Salbei, Basilikum
– ausgleichend: Basilikum, Lavendel
Venenentzündung: Zitrone
Verbrennungen: Lavendel, Geranium, Kamille, Eucalyptus

Verdauungsfördernd: Pfefferminze, Basilikum, Anis, Fenchel, Kamille, Majoran, Zitrone, Wacholder, Zimt, Pfeffer
Verstopfung: Majoran, Pfeffer, Fenchel, Wacholder
Warzen: Zitrone, Lavendel, Pfefferminze, Nelke
Wasseransammlung: Geranium, Wacholder, Patchouli
Wechselbeschwerden: Geranium, Kamille, Salbei, Ylang-Ylang
Weiße Blutkörperchen bildend: Zitrone, Lavendel, Thymian
Wetterfühligkeit: Pfefferminze, Melisse, Lavendel
Windpocken: Teebaum, Eucalyptus, Cajeput, Niaouli
Wochenbettdepression: Ylang-Ylang, Sandelholz
Wundheilung: Teebaum, Geranium, Lavendel, Salbei
Würmer: Bohnenkraut, Nelke, Zimt, Anis, Thymian, Bergamotte, Cajeput, Eucalyptus, Melisse, Pfefferminze, Teebaum, Zitrone
Zahnen bei Kindern: Kamille blau
Zahnfleischbluten: Salbei, Kamille, Zitrone
Zahnschmerzen: Nelke, Cajeput, Pfefferminze, Salbei, Lavendel, Kamille, Thymian
Zellulitis: Wacholder, Citronella, Orange, Rosmarin, Lavendel, Geranium
Zuckerkrankheit: Geranium, Wacholder, Citronella, Eucalyptus, Rosmarin

Stichwortregister

A

Abszeß 85 f, 142, 166
Äderchen, geplatzte 112, 132, 168
Advent 96
AGAR-AGAR 113
Akne 17, 20, 34, 49, 61, 63 f, 67, 82, 84, 115, 134, 166
Allergien 13, 30 f, 49, 142 f, 149, 162, 166
Alpträume 40, 166
Alterserscheinung 166
Ameisenabwehr 105 f
Analfistel 166
Anämie 52, 59
Angst 38 f, 43, 51, 67, 69, 71, 74, 114, 143 f, 148, 151 f, 155, 166
Anis 8, 14, 24, 95, 97, 167 f, 171 f, 174, 176
Anregend 21, 26, 28, 37, 52, 54, 59, 65, 67, 70, 74, 121–124, 155
Ansteckungsgefahr 166
Antibakteriell 21, 24, 51, 57
Antidepressivum 17, 35, 39 f, 49, 55, 166
Antiseptisch 23, 25 f, 28–32, 35 f, 43 f, 46, 48–51, 54 f, 57, 59–62, 64–69, 76, 82, 84, 88, 90, 146, 163
Aphrodisiakum 49 f, 55, 61, 66, 71, 98, 166
Appetit 14, 17, 22, 37, 39, 41, 45, 48, 65, 67, 75
Appetitlosigkeit 167

Arbeitszimmer 96
Aromakosmetik 108 f
Aromatherapie 7, 10 ff, 93, 99, 134, 137, 142, 148, 153, 158, 162
Arteriosklerose 167
Arthritis 28, 34, 38, 52, 58, 67, 84 f
Asthma 20, 25, 35, 38, 40, 48, 58, 69, 76, 97, 144, 167
Atemwege 23, 33, 44, 60, 63, 73, 88 f, 148
Atembeschwerden 16, 144
Aufregung 114, 167
Augenerkrankung 167
Ausfluß 34, 91, 167
Avocadoöl 39, 110, 119 f, 122, 136, 147, 155

B

Baldrian 15, 168, 175
Basilikum 16, 98, 102 f, 145, 148, 158 f, 166–176
Bauch 69, 99, 145 f, 158
Bauchkrämpfe 14 f, 39, 167
Bein 85, 100
Bergamotte 17 f, 95 f, 98, 121, 124, 128 f, 134, 142 ff, 146–149, 151, 154, 163, 166–172, 174 ff
Beruhigend 16, 18, 25, 29 f, 35, 40, 43, 45, 48 f, 55 f, 62, 64, 69, 71, 73, 77, 111, 121–124, 167
Bindehautentzündung 144

Mandarinen 39, 95 f, 103, 167, 171, 173
Mandelentzündung 172
Mandelöl 111, 128, 147, 156, 158
Masern 172
Maske 119 f, 133 f
Maskenbasis 113
Massage 7, 14 f, 22–25, 28 f, 31–34, 36, 40, 43, 45, 48 f, 51 ff, 57 f, 61, 63, 65 ff, 69, 74, 84, 99 f, 118, 135 ff, 140 f, 143, 145–149, 151, 153–156, 158–161, 163 f
Melisse 40, 96, 98, 100, 102, 138, 143 f, 148 ff, 166–176
Menstruation 16, 20, 24, 28 f, 31, 35, 38, 41, 48, 54 f, 58 f, 61, 67, 69, 74, 76, 91, 158 f, 172
Migräne 16, 23 f, 40, 43, 51, 172
Milch 15, 36, 98, 113, 119, 144, 147, 149 f, 153, 157, 159 ff, 163
Möbelpolitur 103
Motten 43, 49, 104
Mottenschutz 73, 104, 173
Müdigkeit 36, 58 f, 65, 157, 159, 173
Mund 31, 45, 60, 65, 75, 88, 92, 164 f
Mundgeruch 53, 92, 173
Mundgeschwür 45, 173
Mundpilz 173
Muskatnuß 41, 95, 159, 166 ff, 172, 174
Muskelkater 52, 173
Muskelschmerzen 32, 34, 41, 52 f, 58, 65, 74, 99, 159
Muskelverspannung 38, 100, 143, 173
Myrrhe 8 f

N
Nägel 71, 129–132, 173
Narben 11, 26, 34, 163, 173

Nase 44, 61, 81, 85, 88, 93 f, 97, 101, 106, 108, 123, 150
Nasenbluten 160, 173
Nasennebenhöhlen 16, 25
Nasennebenhöhlenentzündung 30, 34, 150, 173
Nebennierenrindenerkrankung 173
Nelke 10, 42, 89, 95 ff, 101, 103, 105, 166, 168–174, 176
Neroli 43, 51, 96, 98, 121 f, 133, 136 f, 139, 144, 148, 150, 152, 155, 161, 163, 166–169, 171, 173 ff
Nerven 16, 35, 54 f, 57, 65 f, 73, 76 f, 98, 108, 117, 173
Nervenentzündung 20, 173
Nervosität 15, 30, 35, 39, 43, 60, 66, 71, 73, 162
Neurodermitis 173
Neuralgien 22
Niaouli 44, 167–176
Nieren 14, 61, 146
Nierenerkrankung 145, 173
Niesanfälle 97, 174

O
Ohnmacht 147, 174
Ohrenentzündung 174
Öle, ätherische 7 f, 10 ff, 14, 80, 83, 86, 93–107, 108 f, 112, 118–125, 127, 135 f, 142 ff, 146–151, 153, 155–161, 163 f
Olivenöl 9, 111, 128
Orange 41, 45 f, 96, 98, 100, 103, 118, 121, 124, 136, 140 f, 167–171, 174, 176
Orange bitter 47, 174
Origanum 48, 95, 166 ff, 172, 174 f

P
Patchouli 12, 49 f, 96, 123 f, 129, 143, 148, 156, 166–170, 173 f, 176